U0266678

E-training系统丛书

协和简明急诊超声手册

主　审　于学忠　朱华栋　柴艳芬
主　编　徐　军　刘小禾
副主编　李　晨　史　迪

科学出版社
北　京

内 容 简 介

急诊超声检查是近年国内急诊培训的重要内容，本书由急诊科一线临床医生结合临床实际工作经验编写而成。全书共 18 章，前 2 章介绍了超声检查的定义、原理和超声仪的基本构造，后 16 章介绍了急诊超声在各个系统中的应用。每章按照解剖、检查关键点、仪器、扫描方法和技巧及疾病超声表现进行编写。

本书内容简明扼要，图片清晰多样，实用性强，适合急诊、ICU、院前急救相关临床医师、研究生使用。

图书在版编目(CIP)数据

协和简明急诊超声手册 / 徐军，刘小禾主编 .—北京：科学出版社，2018. 2

ISBN 978-7-03-056521-1

Ⅰ. ①协… Ⅱ. ①徐…②刘… Ⅲ. ①急诊-超声波诊断-手册 Ⅳ. ①R445. 1-62

中国版本图书馆 CIP 数据核字（2018）第 023248 号

责任编辑：车宜平　马晓伟　梁紫岩 / 责任校对：郑金红
责任印制：霍　兵 / 封面设计：吴朝洪

科学出版社出版
北京东黄城根北街 16 号
邮政编码：100717
http://www.sciencep.com

北京通州皇家印刷厂印刷
科学出版社发行　各地新华书店经销

*

2018 年 2 月第　一　版　开本：787×960　1/32
2023 年12月第六次印刷　印张：6　1/8
字数：125 000

定价：50.00 元

（如有印装质量问题，我社负责调换）

《协和简明急诊超声手册》编写人员

主　审　于学忠　北京协和医院急诊科
　　　　朱华栋　北京协和医院急诊科
　　　　柴艳芬　天津医科大学总医院急诊科
主　编　徐　军　北京协和医院急诊科
　　　　刘小禾　天津医科大学总医院急诊科
副主编　李　晨　天津医科大学总医院急诊科
　　　　史　迪　北京协和医院急诊科
编　者　（按姓氏汉语拼音排序）
　　　　曹广慧　北京协和医院急诊科
　　　　崔庆宏　北京协和医院急诊科
　　　　付阳阳　北京协和医院急诊科
　　　　高玉芝　浙江大学医学院附属第二医院急诊科
　　　　李　妍　北京协和医院急诊科
　　　　刘安雷　北京协和医院急诊科
　　　　刘业成　北京协和医院急诊科
　　　　邵诗幻　北京协和医院急诊科
　　　　王春婷　北京协和医院急诊科
　　　　胥伶杰　四川大学华西医院急诊科
　　　　杨　婧　北京协和医院急诊科
　　　　袁　莹　北京医院急诊科
　　　　张秋彬　北京协和医院急诊科

前　言

作为一门新兴的交叉学科，急诊医学自成立以来就受到广泛关注。在急诊事业蓬勃发展的同时，进入急诊医学的各种新型诊疗技术挽救了更多患者的生命。学科的发展要求急诊医师在有限的时间和资料下对患者进行快速、准确的评估，并采取有效的针对性措施。而超声检查具有简便、快速、准确、无创、无射线和可重复性高等优点，在危重症患者的床旁救治中发挥重要的作用。

急诊超声是指急危重症专业医师掌握和使用超声技术，对急危重症患者的某些情况做出诊断和处理，提高临床诊疗水平和诊治效果，加快对患者的处理，减少医疗资源的浪费。20 世纪 70 年代，国外急危重症医师开始学习和使用超声，急诊超声应用现已是国外很多医院急诊专业住院医师培训中的重要内容。

在我国，越来越多的急诊医生开始意识到超声检查的必要性，急切想要掌握这项技能。在学习急诊超声受到急诊医师和医学教学者的广泛认同时，国内各大医院也逐渐把急诊超声列为急诊住院医师培训的课程。

在这种形势下，国内对急诊超声相应书籍的需求更加迫切。目前国外已经出版了很多优秀的综合性急诊超声检查教科书，而国内这一领域的著作大多为翻译书，且缺乏为入门者提供急诊超声检查用法和解释指导的内容。《协和简明急诊超声手册》是一本专门为初学者设计，且易于被初学者接受和携带的图书。

本书共 18 章，前 2 章介绍超声检查的定义、原理和超声仪的基本构造，后 16 章介绍急诊超声在各个系统中的应用。每章按照解剖、检查关键点、仪器、扫描方法和技巧及疾病超声表现进行编写，内容简明扼要，图片清晰多样，实用性强。本书不仅适合急诊、ICU、院前急救的临床医师及相关专业研究生使用，同时对其他临床专科医师也有参考价值。

需要说明的是，急诊超声并不是传统影像专科超声的简单模仿，也不能取代，它是急诊医生应用超声检查技术在危重患者中进行有重点、有限制的应用，有着自身的鲜明特点。我们希望本书能对想要学习急诊超声的临床医师有所帮助，也渴望通过本书与这一领域的同行专家沟通交流。

最后，书中不当甚至错误之处，敬请各位读者批评指正！

徐　军

2017 年 12 月

目 录

第一章　超声检查的定义及原理

（一）定　　义

超声检查是利用超声波的物理特性和人体器官的组织学特性相互作用后产生的回波信息，经接收、放大和处理后形成图形、曲线及其他数据并据此进行疾病诊断的方法。

（二）超声波相关概念

1. 声速　单位时间声波在介质中传播的距离。

超声波在人体常见不同介质中的声速：空气（20℃）中344m/s、水中（37℃）1524m/s、肝脏和血液中1570m/s、脂肪中1476m/s、颅骨中3360m/s。超声诊断中将人体软组织中平均声速规定为1540m/s。

2. 频率　单位时间内某点上通过的声波的振动次数。人耳能听到的最大声波频率为2×10^4Hz，超过此频率的声波即为超声波，超声诊断所用的频率范围为1.0～10.0MHz。

3. 波长　指声波所在介质中的某一质点的一次完

全振动时间内所通过的距离。波长与频率成反比，与穿透力成正比（图1-1）。

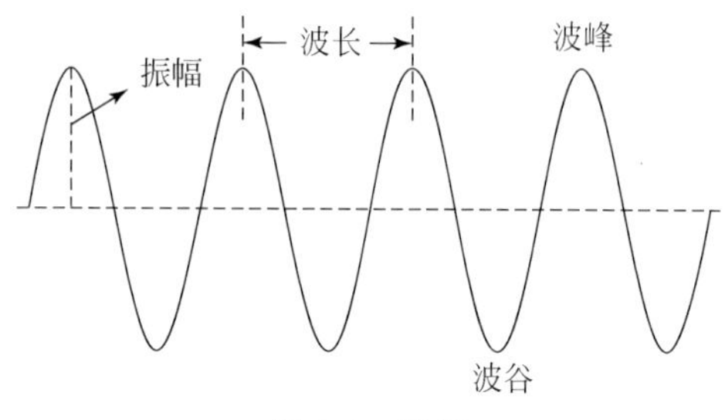

图1-1 波长

4. 声阻抗特性 指声波在不同介质中传播时的特征，为介质密度和声速的乘积。声阻抗特性对不同介质交界面上声波的传播特性起决定性作用，超声图像上回声的强弱由不同界面两边介质的声阻抗差所决定。

不同人体组织回声强度顺序：肺、骨骼>肾中央区（肾窦）>胰腺、胎盘>肝、脾实质>肾皮质>肾髓质（肾锥体）>血液>胆汁、尿液。

（三）超声波的传播

1. 反射与折射 超声波入射到两个比自身波长大很多的介质的分界面时发生反射与折射（如肌肉与骨骼交界面）（图1-2）。

2. 散射和绕射 超声波在传导过程中遇到与自身波长相近或明显小于自身波长的界面时，一部分超声波偏离原传播方向的现象（图1-3，图1-4）。

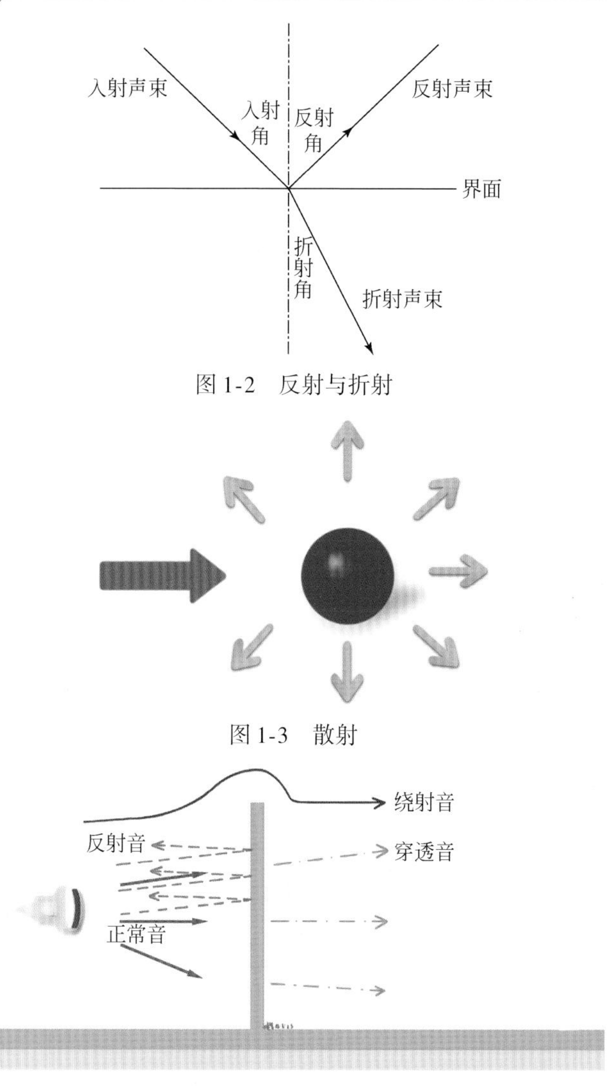

图 1-2　反射与折射

图 1-3　散射

图 1-4　绕射（红线）

3. 声衰减　超声波在介质中传播时，超声强度会随着传播距离的增加而减少。超声波声衰的大小与频率、传播距离、介质特性等诸多因素相关。

人体组织声衰减程度的一般规律为组织中含胶原蛋白和钙质越多则声衰减越大，体液中含蛋白成分越多则声衰减越大。

第二章　超声仪基本构造

（一）超声产生原理

所有的超声仪器都有相同的原理，即产生超声波、接收回波。石英（或其他复合物、肽酸钡、锆肽酸铅、压电陶瓷类、聚偏氟乙烯等）的压电效应使得这些原理成为可能。压电效应指压电材料受力变形时产生电压（正压电效应），反之将电压加于压电材料时可使其变形（逆压电效应）。超声波传播至压电材料，压电材料被压缩和膨胀产生不断变化的电信号，接收超声波利用了正压电效应，发射超声波利用了逆压电效应。

（二）诊断仪器装置的组成

（1）发射与接收单元（包括探头）即超声扫描器。

（2）数字扫描转换器（DSC）。

（3）超声图像显示装置。

（4）超声图像记录装置。

（5）超声电源。

（三）超声探头的基本构造

（1）核心部分是压电材料。

（2）压电晶片的背面填充吸声材料。作用：产生短促的超声脉冲信号，以提高纵向分辨力。

（3）压电晶片的前面贴以匹配层。除可保护压电材料外，还使压电材料与人体皮肤之间的声阻抗差相近。目的：减少发射超声由于过度谐振造成的声能损失，从而提高探头的灵敏度。

（四）常见的电子探头类型

1. 凸阵探头　常用于腹部、妇产科及盆腔超声检查。频率范围：1.0～7.0MHz（图2-1）。

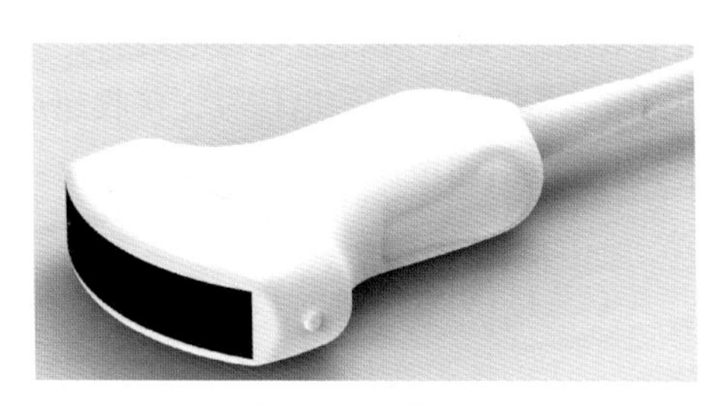

图2-1　凸阵探头

2. 线阵探头　常用于浅表小器官或血管检查。频率范围：2.0～12.0MHz（图2-2）。

3. 相控阵探头　常用于心脏检查。频率范围：2.0～5.0MHz（图2-3）。

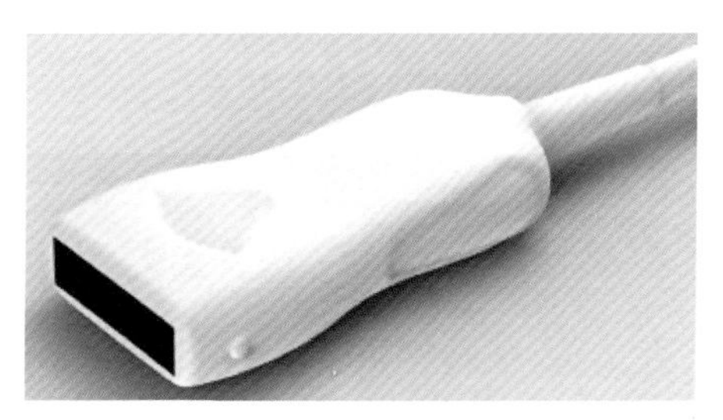

图 2-2　线阵探头

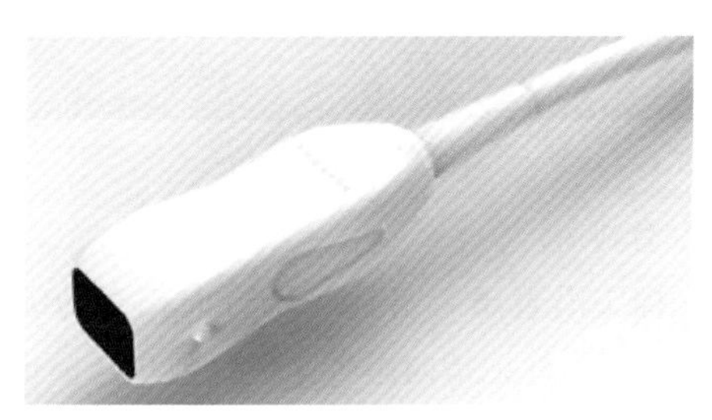

图 2-3　相控阵探头

（五）探头的使用

在使用探头检查之前，应使用适量的耦合剂排除皮肤和探头间的空气以获得高质量图像。

1. 探头标记　探头的一侧都有一凸起或凹陷的缺口。此标记与屏幕图像上方标记是对应的，以图形、商标或其他标记显示出来。在探头上靠近探头标记的物体就会显示于屏幕上靠近标记的一侧；远离标记的物体就会出现在屏幕标记的对侧。一般情况下，除心脏超声的标记在屏幕的右侧外，其他超声显示的标记均在屏幕左侧。一般手持探头时，右手示指指向探头标记，探头标记指向患者的头侧或右侧（图2-4）。

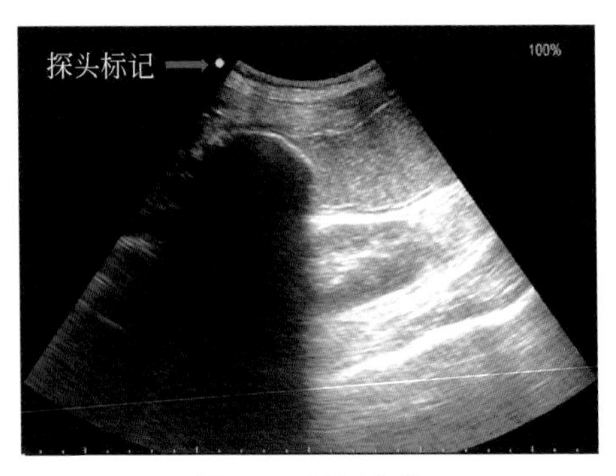

图2-4 标记方位

2. 方向判断

（1）探头沿着患者身体长轴方向扫查为纵向或矢状切面。若探头标记指向患者头侧，则在有标记的屏幕侧的结构为患者头侧结构（图2-5）。

（2）探头垂直于患者身体长轴90°扫查时为横向或轴向切面。若探头标记朝向患者右侧，则在有标记的屏幕侧的结构为患者身体右侧结构（图2-6）。

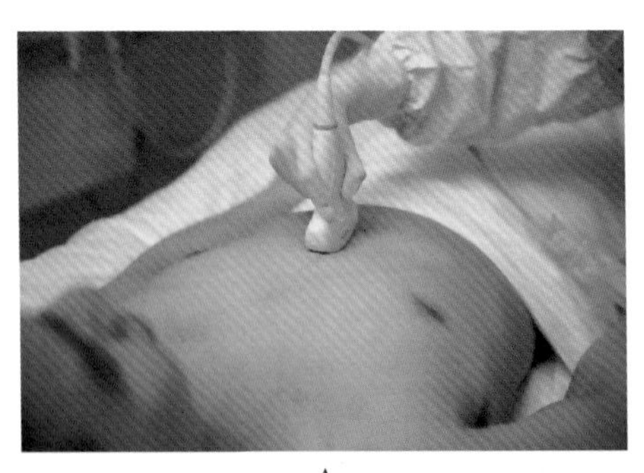

A

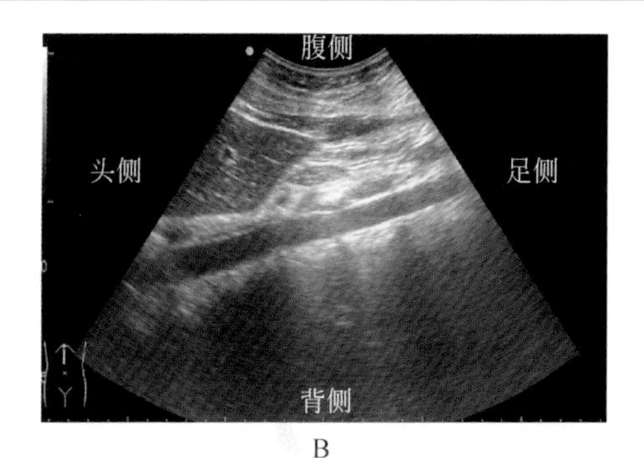

B

图 2-5　探头位置与声像对应关系（纵向）

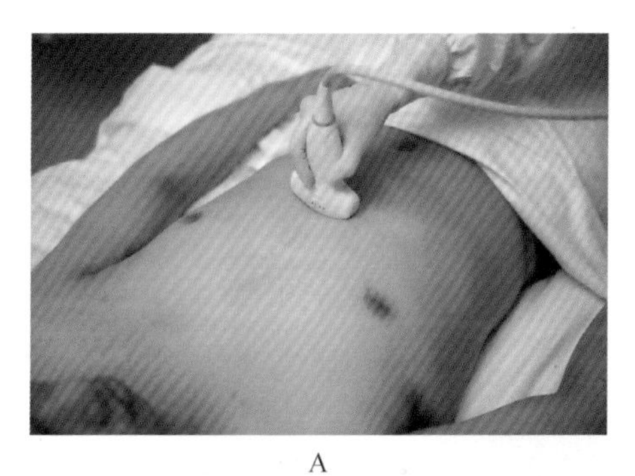

A

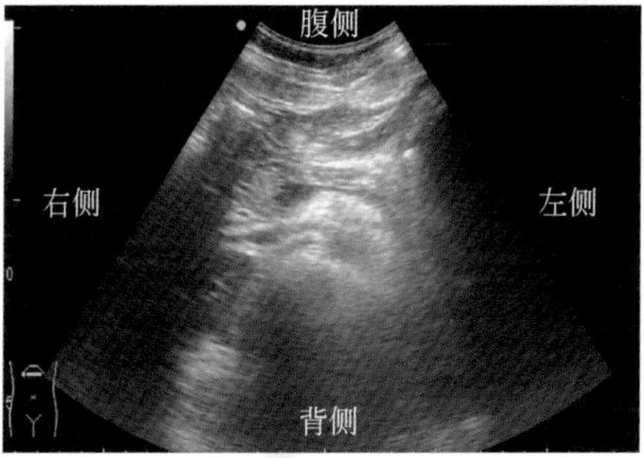

腹侧
右侧
左侧
背侧

B

图 2-6　探头位置与声像对应关系（横向）

（3）探头置于患者一侧横向扫查时为冠状切面。若探头标记指向患者头侧，则在有标记的屏幕侧的结构为患者头侧结构。接近探头的部分位于屏幕上方，远离探头的部分位于屏幕底部（图2-7）。

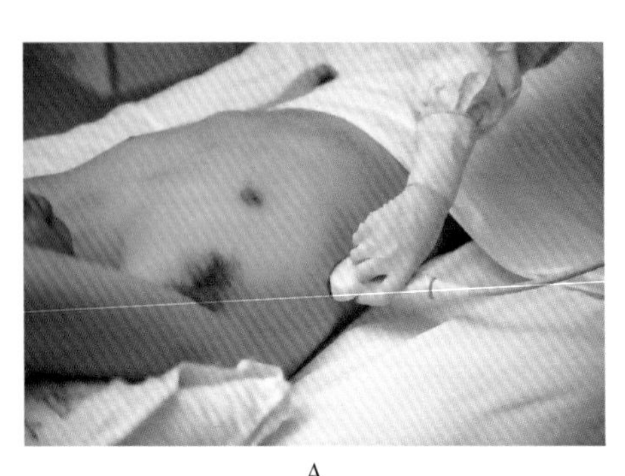

A

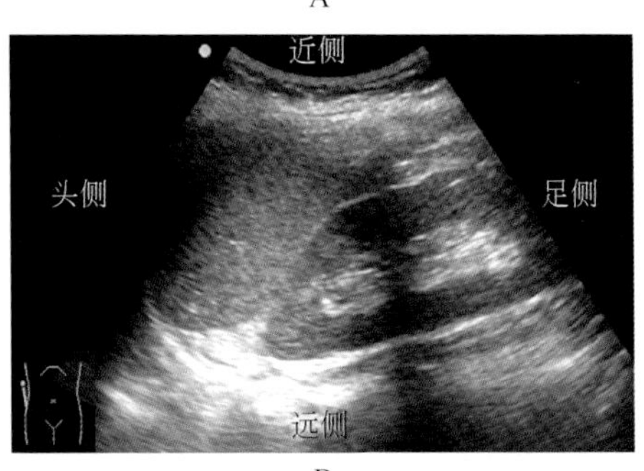

B

图2-7　探头位置与声像对应关系（冠状切面）

3. 超声检查的基本手法

（1）基本手法

1）顺序连续平行断面法：编织式扫查。

2）定点摆动探头扫查法：固定探头位置改变扫查角度。

3）十字交叉法：横纵平面相交扫查法。

（2）改变患者体位及呼吸：如左侧卧位深吸气后屏住呼吸有利于胆囊的探查。

（3）善于利用其他器官作为声窗显示目标器官，如饮水后利用胃内液体做声窗探查胰腺，充盈膀胱探查子宫、前列腺等。

（4）同一器官不同断面间的对比扫查，或成对器官的相互比较。

（5）占位病变应注意加压探查及多方位探查。

（六）图像的调节

1. 聚焦调节　通过调整聚焦区域可以调整侧向分辨力。使用操作面板的 Focus 键调节。可根据观察深度不同选择单点聚焦，随时调节；也可选择两点聚焦或多点聚焦。聚焦深度通常以指针显示在屏幕的一侧。通过移动指针，使超声束聚焦到目标区域以提高图像质量（图 2-8）。

2. 深度调节　通过调整成像深度，可以确定整个目标组织或结构显示在屏幕中。深度通过操作面板的 Depth 键调节。标尺通常在显示屏的右边，来显示被扫描组织的深度（图 2-9）。

3. 增益调节　通过调节增益，可改变超声图像的整体明暗显示。增益通过操作面板的 Gain 键调节。增益过低易造成低回声或对比度差的病变漏检；增益过高，又可能妨碍对较小病变的辨认（图 2-10）。

4. 时间增益补偿　超声波在人体中传播时，声强会随着传播距离的增加而减弱，从而使深部组织的回波信号小于浅表组织。为了使同一组织器官在不同深度位置获得相近的图像表现，就要通过操作面板的 TGC 键对后方声场进行增益补偿（图 2-11）。

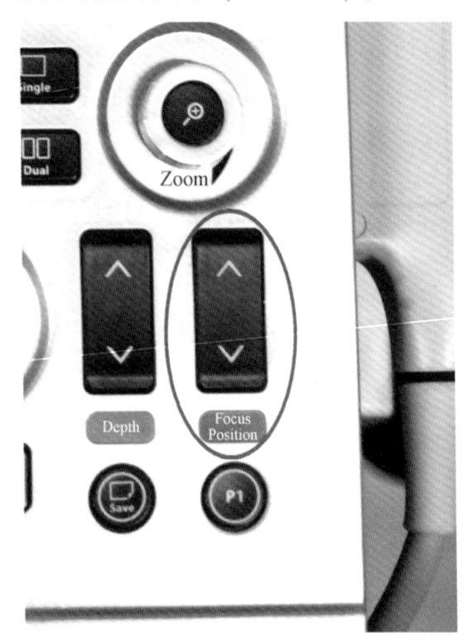

图 2-8 聚集调节键

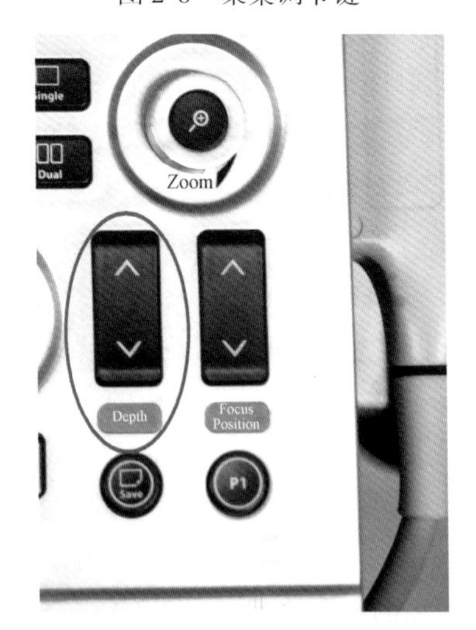

图 2-9 深度调节键

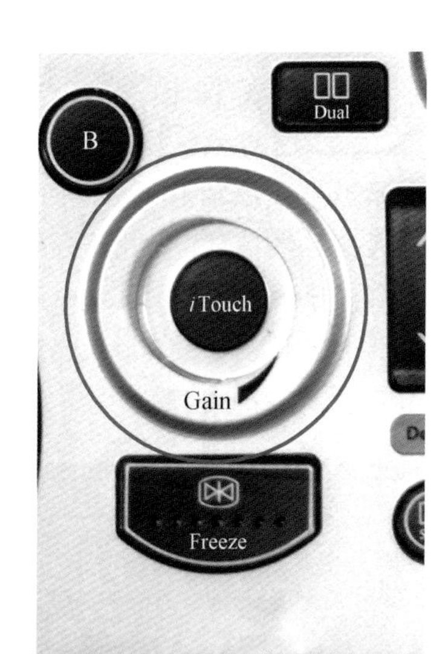

图 2-10　增益调节键

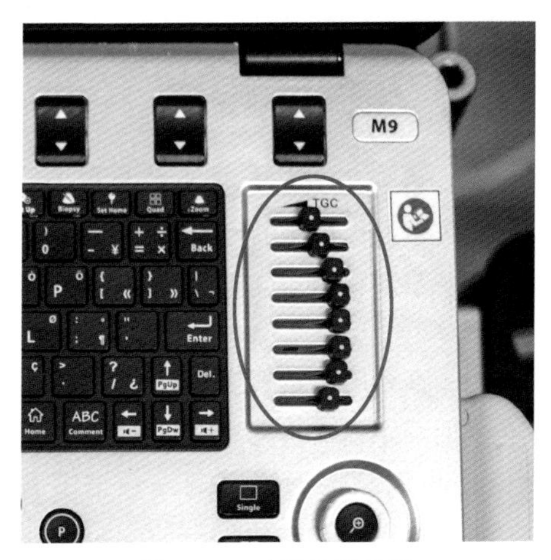

图 2-11　时间增益补偿

（七）成像模式

1. A 模式　示波器在纵轴上显示返回的振幅信息，在水平轴上显示反射距离信息，常用于眼科检查。

2. B 模式　利用显示器的灰阶显示声束扫描身体切面各个点的回波信号的振幅，最终形成二维图像，是超声诊断中最常用的模式（图 2-12）。

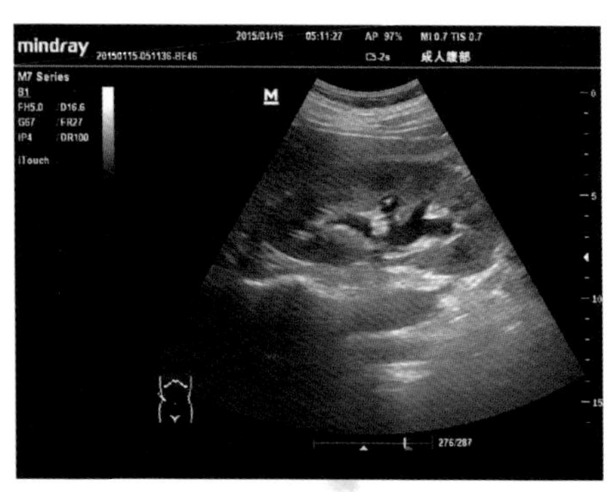

图 2-12　B 模式

3. M 模式　探头在某一位置上反复发射、接收信号，用纵坐标表示目标结构的移动深度，横坐标表示时间，通常用于观察瓣膜运动或测量胎儿心脏活动（图 2-13）。

4. D 模式　是利用“多普勒效应”，在 B 模式图像上加以颜色实时显示血流（彩色多普勒，图 2-14），或将目标血流信息以频谱形式表现（频谱多普勒）的模式。

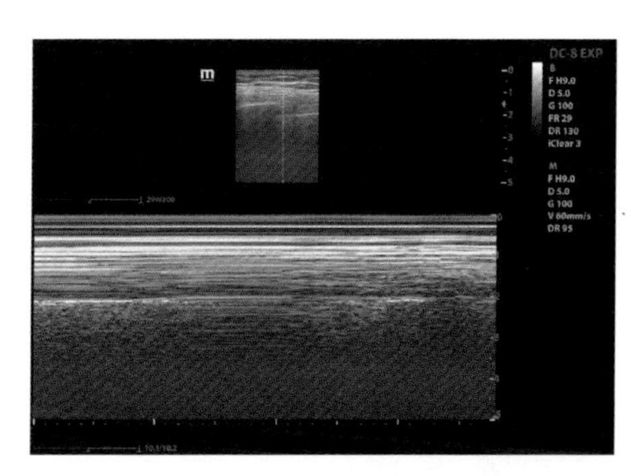

图 2-13　M 模式

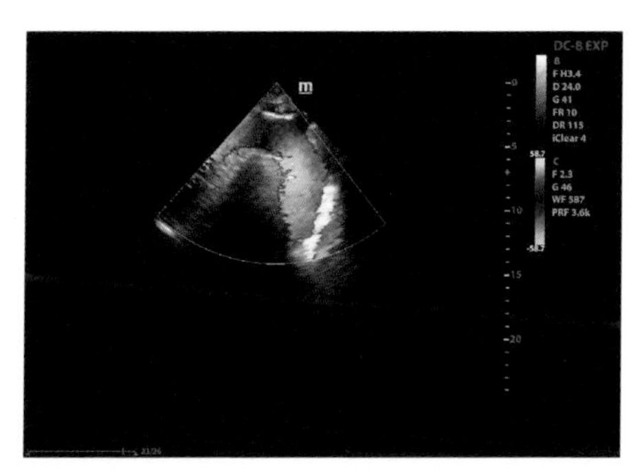

图 2-14　D 模式

5. 频谱多普勒

（1）脉冲多普勒（PW）：探头间断发射与接收的超声波脉冲，所显示的是声束上某一深度的血流速度、方向和性质。其具有距离选通能力，可定点测定选定区域的瞬时血流频谱，但易受尼奎斯特频率的影响，出现频谱混叠现象，因此不能定量测定高速血流（图 2-15）。

（2）连续多普勒（CW）：探头连续发射与接收的

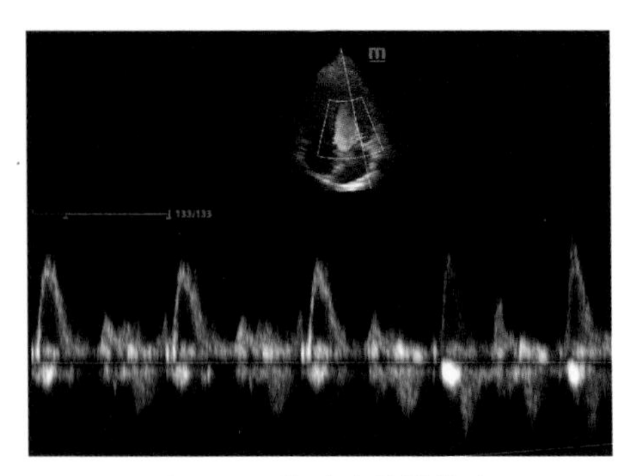

图 2-15　脉冲多普勒模式

超声波，显示整个声束通道上全部血流信号的总和。其速度分辨率强，可反映高速血流的速度。但连续多普勒无距离选通能力，声束所经的途径各点信息重叠，从而无法定位信号来源（图 2-16）。

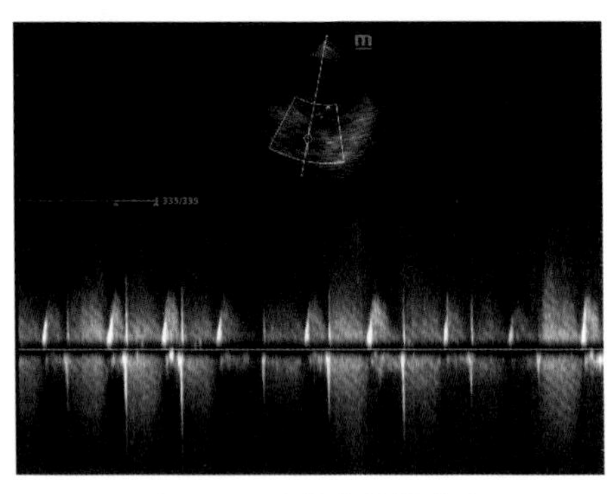

图 2-16　连续多普勒模式

(八)伪像分析

1. 常见B模式超声伪像形成原理

(1)外部混响:超声垂直照射到平整的高反射界面,如胸壁、腹壁,超声波在探头和界面之间来回反射,发生多次反射。混响的形态呈等距离多条回声,回声强度依深度递减(图2-17)。

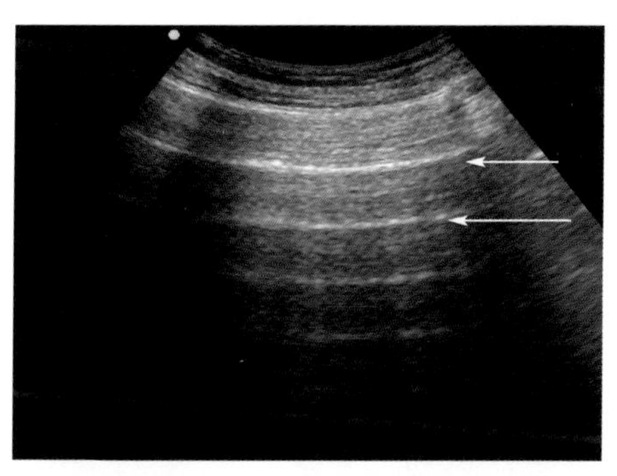

图2-17 肺内气体所致的外部混响伪像(箭头示A线)

(2)内部混响:超声波在器官组织的异物内来回反射直至衰减,产生特征性的彗星尾征,此现象称内部混响(图2-18)。

(3)振铃效应:超声波在若干微气泡包裹的极少量液体中强烈地来回反射,产生很长的条状图像干扰。振铃效应在胃肠道内(含微气泡和黏液)相当多见(图2-19)。

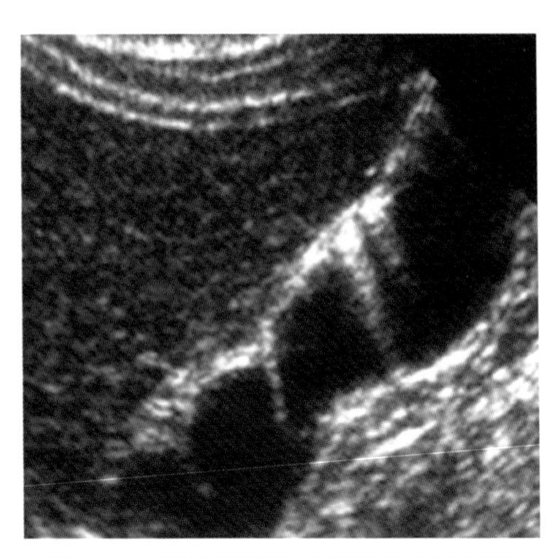

图 2-18 胆囊附壁结晶所致的彗星尾征

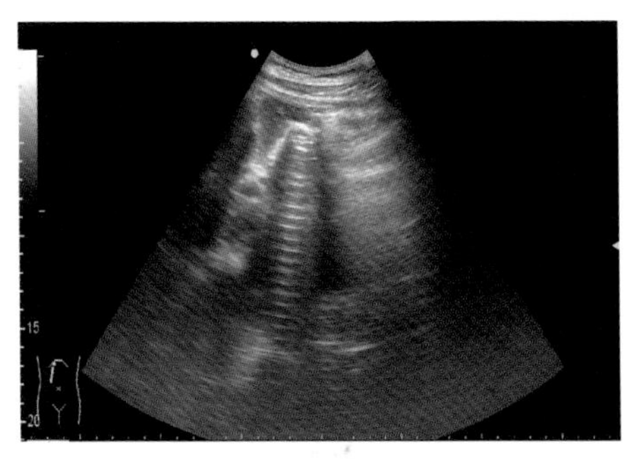

图 2-19 胃内气体所致的振铃效应

（4）部分容积效应：超声波形状特殊而且波束较宽，由超声断层扫描时断层较厚引起。例如，肝脏的小囊肿内可能表现为低回声（来自小囊肿旁的部分肝实质），或膀胱后壁因部分容积效应显示不清晰（图 2-20）。

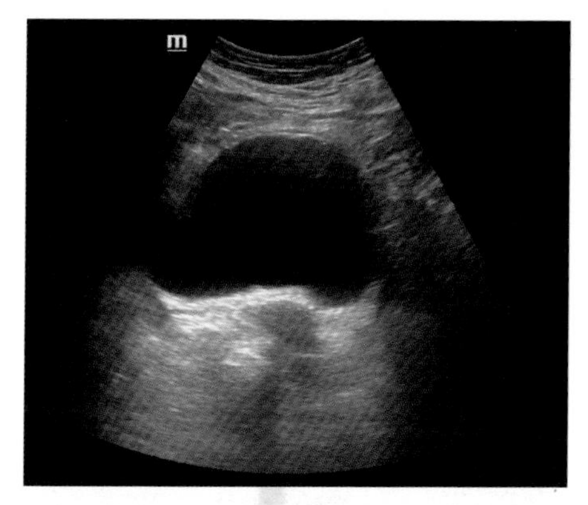

图 2-20 膀胱后壁因部分容积效应边缘显示不清晰

（5）旁瓣伪像：由主声束以外的旁瓣反射造成，如在结石、肠气等强回声两侧出现“披纱征”或“狗耳征”图形（图 2-21）。

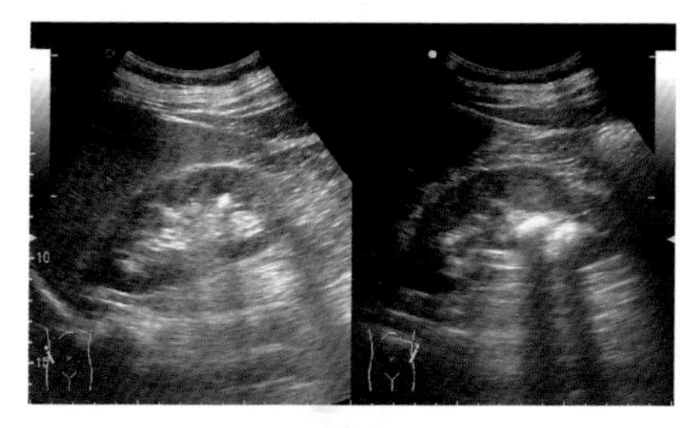

图 2-21 旁瓣伪像所致肾结石边缘模糊，如同“披纱”

（6）声影：在超声扫描成像中，当声束遇到强反射（如含气肺）或声衰减很高的物质（如瘢痕、结石、钙化）声束完全被遮挡时，其后方出现条带状无回声区即声影。若声影内部存在混杂回声，多为气体所致；若声影内部不存在混杂回声，多为结石、钙化灶和骨骼所致（图 2-22）。

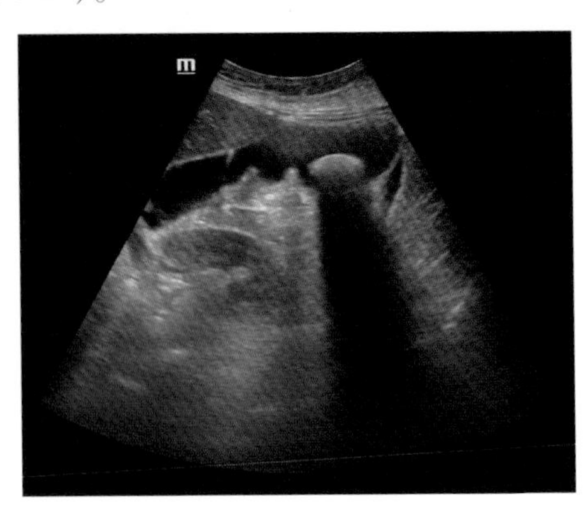

图 2-22 胆囊结石后方声影

（7）后方回声增强：由于时间增益补偿（TGC）对于同等深度声衰减较小的目标进行作用时，目标后方回声增强的现象。后方回声增强效应对鉴别液性与实性病变有帮助（图 2-23）。

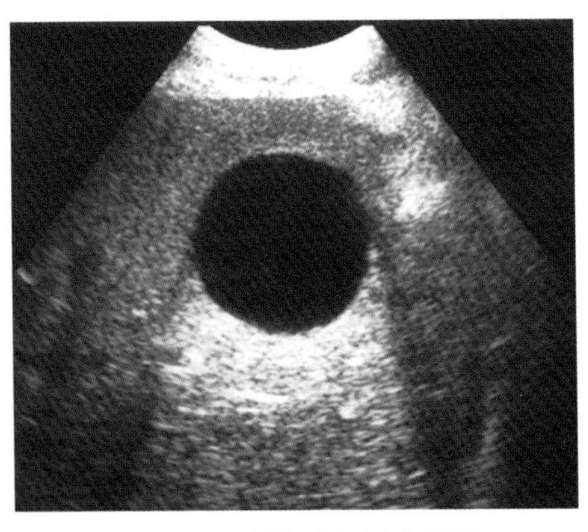

图 2-23 囊肿后方回声增强

（8）侧边声影和“回声失落”：超声在通过囊肿边缘或肾上、下极侧边时，可以由于折射而产生边缘声影或侧边“回声失落”（全反射）。侧边声影也见于细小血管和主胰管的横断面，呈小“=”征，而非小圆形（图2-24）。

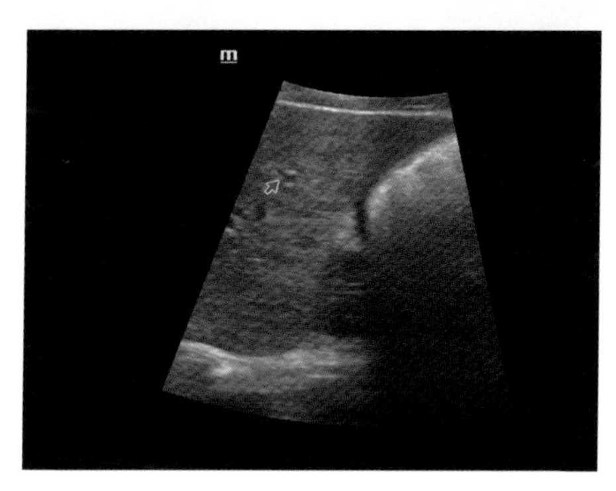

图2-24　如箭头所示，肝内胆管横断面呈现“=”征

（9）镜面伪像：声束斜射到声阻抗很大的界面时全反射会发生镜面伪像。当肋缘下向上扫查右肝和膈肌时，若声束斜射到声阻抗差异很大的膈肺界面时全反射，会发生镜面伪像。通常在声像图中，膈下出现肝实质回声（实像），膈上出现对称性的肝实质回声（虚像或伪像）；若膈下肝内有一肿瘤或囊肿回声（实像），膈上对称部位也会出现一个相应的肿瘤或囊肿回声（虚像或伪像）（图2-25）。

（10）声速失真：超声诊断仪显示屏上的厘米标志（电子尺）是按人体平均软组织声速1540m/s设定的。通常，对肝、脾、子宫等进行测量不会产生明显的误差。但是，对声速过低的组织（如大的脂肪瘤）就会

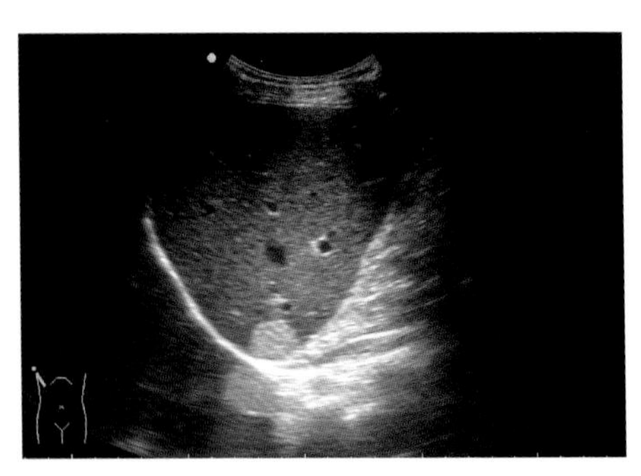

图 2-25 镜面伪像所致肝右叶血管瘤反射在右侧胸腔内

测值过大；对于声速很高的组织（如胎儿股骨长径测量），必须注意正确的超声测量技术（使声束垂直于胎儿股骨，不可使声束平行穿过股骨长轴测量），否则会引起测值过小的误差。

2. 彩色多普勒超声伪像的形成原理

（1）有血流，彩色信号过少或缺失。

1）多普勒超声（频移）衰减伪像：彩色信号分布不均，即“浅表多血供，深方少血供或无血供”；深部器官血流如肾实质、股深静脉较难显示。

2）多普勒增益过低，频谱滤波设置过高。

3）测低速血流时，不适当地采用较低频探头；测高速血流时，不适当地采用高频探头。

（2）有血流，彩色信号过多。

1）多普勒增益过高（彩色外溢）。

2）仪器厂家故意设置“彩色优先”。

3）使用声学造影剂。

（3）无血流，出现彩色信号。

1）频谱滤波设置过低。

2）多普勒增益过高，出现背景噪声。

3）镜面反射伪像：在强反射界面深方出现对称性彩色信号。

4）闪烁伪像：心搏、呼吸、大血管搏动。

5）组织震颤（高速血流/被检者发音）。

6）快闪伪像见于尿路结石等（位于结石声影中）。

（4）血流方向、速度表达有误。

1）彩色混叠：彩色速度标尺（PRF）过低、测高速血流时采用过高频率探头或较高多普勒频率。

2）方向翻转键设置不当、探头倒置。

3）血管自然弯曲走行（仪器不会识别 θ 角度）。

4）入射声束与血流方向接近垂直。

第三章 颅 脑

（一）解 剖

视神经鞘膜腔是颅内蛛网膜下腔的延续，典型的形态为前窄后宽，其框内段前后长25mm，直径3.0～4.0mm，视神经直径2.2～3.3mm。眼球内充满液体，是良好的透声窗口，经眼窗，从前至后，可见眼睑、前房、晶状体、晶状体后囊、玻璃体，眼底后壁、视神经（鞘）等。正常晶状体无回声，后囊膜呈不完整弧形强回声，玻璃体为完全无回声。眼球后方可见，视神经呈低回声，视神经鞘呈高回声。颅内压急性增高时，脑脊液外排代偿，导致视神经鞘直径（ONSD）增宽。

大脑基底部有一个六边形的动脉环（Wills环），它是由前交通动脉和后交通动脉将两侧大脑前动脉（ACA）、大脑中动脉（MCA）及大脑后动脉（PCA）连接在一起构成的动脉环。经颞窗，获取断层CT中脑层面的颅脑二维图像，可辨认出对侧颅骨和颞骨的蝶翼、基底池、侧脑池、四叠体池等。获取中脑层面的超声二维图像后，在彩色多普勒引导下，通过深度和血流方向辨认目标血管。例如，经颞窗，探查深度4～6cm

处朝向探头的红色血流即MCA。

（二）检查关键点

（1）熟悉颅内血管解剖结构。

（2）了解颅脑循环特点，结合病史及体循环血流动力学参数，综合分析。

（三）仪　　器

（1）视神经鞘超声检查，选用高频线阵探头，频率7.0～10.0MHz。

（2）经颅彩色多普勒超声（TCCD）检查，选用低频相控探头，频率为1.0～5.0MHz，选择经颅多普勒模式。

（四）扫查方法

（1）视神经鞘：探头置于闭合眼睑上方，可轴位横切或纵切扫查，也可非轴位扫查。

（2）颅脑二维结构：经颞窗（翼点附近）或去骨瓣窗口，探头指示点指向额面侧，调节探查深度，观测对侧颅骨回声，稍向额侧倾斜探头，见因脉络丛所致高回声影或侧脑室积液所致的低回声影。对于去骨瓣或透声窗良好的患者，可扇面扫查颅内二维结构。

（3）颅底Wills环：低频相控探头，内设经颅多普勒模式下，经颞窗（翼点附近）或去骨瓣窗口，获取中脑层面的超声二维图像，可将彩色多普勒框置于目标血管的走行区域内进行探查，通过朝向探头的红色血流与背向探头的蓝色血流辨认目标血管。MCA 是最重要、需辨认的颅内血管，其显示为从中脑前外侧，深度 4～6cm 处的颈内动脉处分叉，呈朝向探头弯曲向颅外走行的红色血流；向大脑中线头侧走行，呈背向探头的蓝色血流为 ACA；将彩色多普勒框移至中脑区，在中脑平面可见 PCA，从大脑脚间池（基底动脉分叉处）发出，围绕大脑脚走行，PCA 近端呈红色血流，沿脚间池移行出后变为蓝色血流。

（五）测　　量

（1）测量球后 3.0mm 处 ONSD，正常参考值：ONSD<5.0mm（成人）；ONSD<4.5mm（儿童）。

（2）脉冲多普勒模式下，待测血管选定后，应尽量调整声束角度，使声束与血流方向夹角成 0°或 180°。否则，需进行手动调节取样框内的角度，测量血流速度时可自动进行角度补偿。获取待测血管的血流频谱及多普勒参数，包括收缩峰流速（PSV）、舒张末流速（EDV）、平均流速（MFV）、搏动指数（PI）等。因颅脑血供以前循环为主，且 MCA 占前循环血供的 70%，主要测量 MCA 的血流频谱及多普勒参数。正常 MCA 呈低阻波形，PI 为 0.6～1.1，MFV<100cm/s，PSV<160cm/s。

（六）超声扫描技巧

（1）眼部超声检查：嘱患者闭合眼睑，避免耦合剂侵入眼内，另外避免压迫眼球；使用高频探头，降低声功率，避免球内晶状体损伤；轴位纵切时，声束稍向鼻翼倾斜，见球后轮廓清晰的低回声结构。

（2）TCCD 检查：通常经颞窗探查，将探头置于翼点附近，探头指示点指向额面侧，稍旋转探头，声束与冠状位夹角成 10°～20°，同时探头稍向头顶倾斜 10°～20°；为获取可辨认结构二维图像，探头可在耳屏前方，颧弓后方区域内移动探寻，直至获取可辨析的图像；尽可能地降低频率，增加声波穿透力，才能穿透颅骨；当患者两侧颞窗仅一侧透声良好时，可通过增加探查深度（>13cm）扩大彩色多普勒框，如果透窗良好，便可通过一侧颞窗去探测对侧血流。

（3）如果始终无法获取颅脑二维图像，则表明此透声窗不佳，无法进行 TCCD 检查。

（七）疾病超声表现

1. 脑死亡

（1）超声表现：颅内 Wills 环主要动脉及分支的多普勒血流频谱呈舒张期反向血流或舒张期断流，收缩期尖形波。

（2）病例

1）病史：患者男，21 岁，心肺复苏术后。两侧瞳孔散大固定，对光反射消失，GCS 3 分。

2）超声描述：两侧 MCA 多普勒血流频谱形态呈收缩期钉子波，舒张期反向血流或无血流（图 3-1）。

3）超声诊断：颅内循环衰竭。

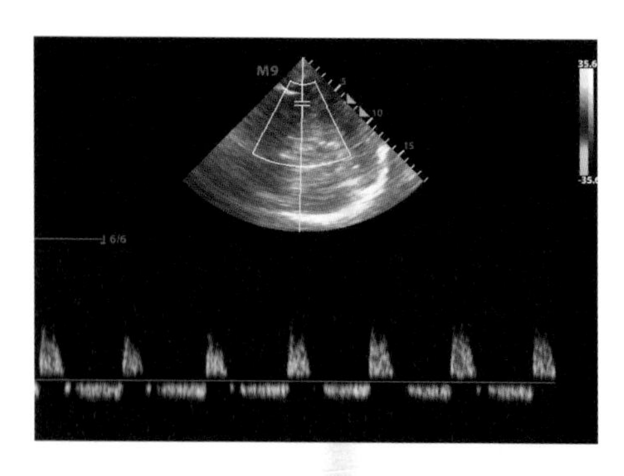

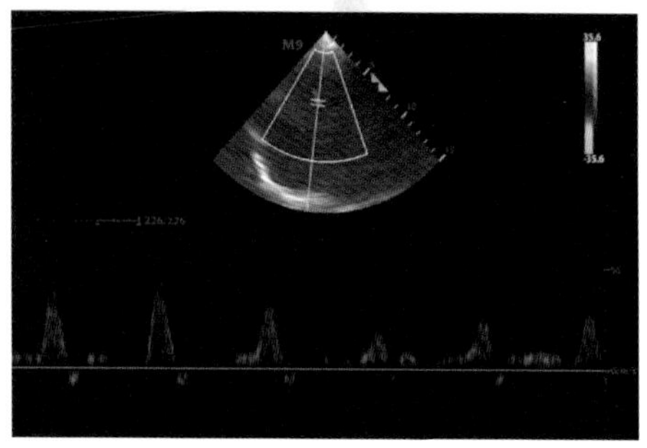

图 3-1 脑死亡病例超声图像

2. 颅高压

（1）超声表现：一是眼部超声表现，视网膜水肿、视神经鞘增宽，适用于急性颅高压的筛查；一是颅底 Wills 环主要动脉的多普勒血流频谱，呈高阻波形，PI 增高，但需与其他原因所致 PI 增高鉴别，如高龄、脑小血管病变、脑微循环障碍、过度通气导致低 Pco_2 等。

（2）病例

1）病史：患者男，36 岁，因“外伤致意识不清 6 小时”入院。

2）超声描述一：视网膜水肿，视神经鞘增宽（ONSD 7.1mm 对应有创 ICP 28mmHg）（图 3-2）。

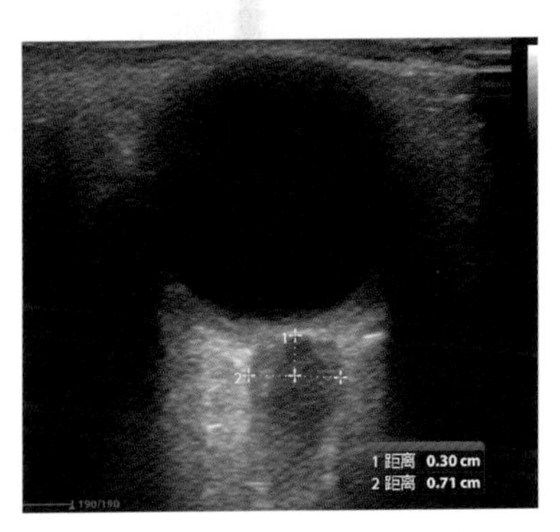

图 3-2　颅高压病例超声图像 1

超声描述二：颅底血管（尤以 MCA 为主）的多普勒频谱呈高阻波形（MCA- PI 1.34 对应有创 ICP 30mmHg，图 3-3）。

3）超声诊断：颅高压高度可疑，需行有创颅内压监测。

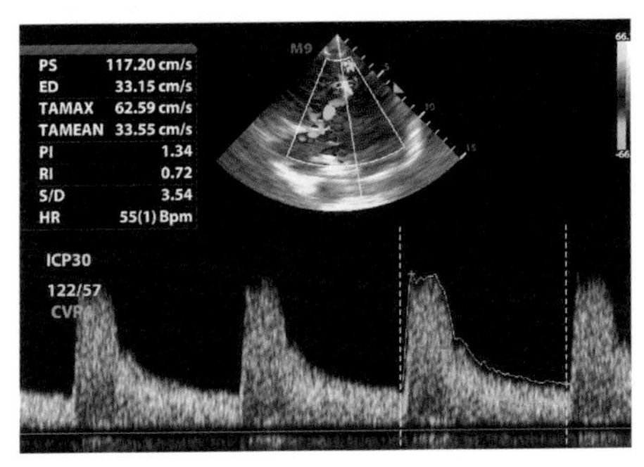

图 3-3　颅高压病例超声图像 2

3. 脑血管痉挛

（1）超声表现：血管痉挛的多普勒血流表现包括待测节段血管痉挛，血流速度增快；待测血管远端痉挛，血流速度减慢或合并 PI 增高。通过流速增快筛查自发性蛛网膜下腔出血（SAH）是否继发血管痉挛，以 MCA 为例，MFV≥100cm/s，PSV>160cm/s 提示脑血管痉挛，但需与脑充血进行鉴别，可采用 MCA 与颈内动脉（ICA）平均流速的比值（Lindegaard 指数）鉴别，Lindegaard 指数>3 提示血管痉挛，Lindegaard 指数≤3 提示全脑高充血。

（2）病例

1）病史：患者女，45 岁，“头痛、意识障碍 3 小时”入院，诊断：自发性蛛网膜下腔出血。

2）超声描述：待测血管（左侧 MCA）收缩峰流速 206.42 cm/s；平均流速 103.16cm/s（图 3-4）。

3）超声诊断：MCA 血管痉挛高度可疑。

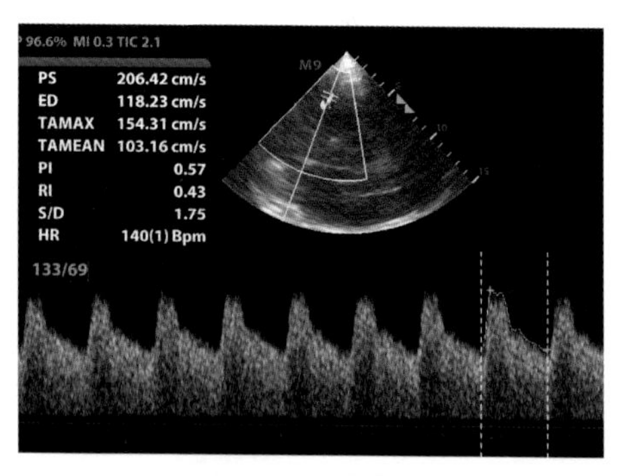

图 3-4　脑血管痉挛病例超声图像

第四章　气　　道

（一）解　　剖

1. 舌骨　位于下颌骨的下后方，呈马蹄铁形。

2. 甲状软骨　构成喉的前壁和侧壁，形状如同竖立的向后半开的书，两侧由左右对称的甲状软骨翼板在颈前正中线汇合形成一定的角度。甲状软骨上缘正中有一“V”形凹陷，称甲状软骨切迹，为识别颈正中线的标志。

3. 环状软骨　喉与气管环中唯一完整的环形软骨，位于甲状软骨之下，下接气管，前部较窄，称环状软骨弓。

4. 甲状舌骨膜　连接甲状软骨上缘与舌内下缘，其中央及两侧后缘增厚部分，称甲状舌骨中韧带及甲状舌骨侧韧带。

5. 环甲膜　连接甲状软骨下缘与环状软骨上缘，其前面中央增厚部分称环甲中韧带（图 4-1）。

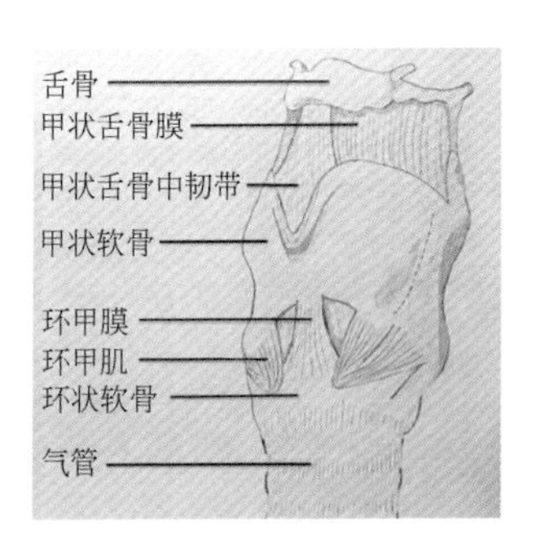

图 4-1　咽喉部解剖结构

（二）正常超声图像

将超声探头置于下颏处，可见舌体、舌前间隙，还有两个下颌舌骨肌（图4-2）；探头向下，可见舌骨（图4-3）；探头再向下，可见甲状软骨（图4-4），再往下，可隐约看到环状软骨（图4-5），甲状软骨和环状软骨之间是环甲膜（图4-6）；探头再往下可见气管环（图4-7），在气管环的左下角，可以看到食管上端的入口（图4-8）。

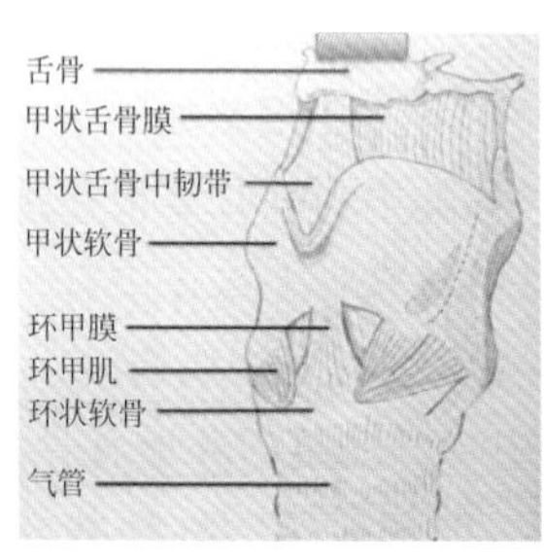

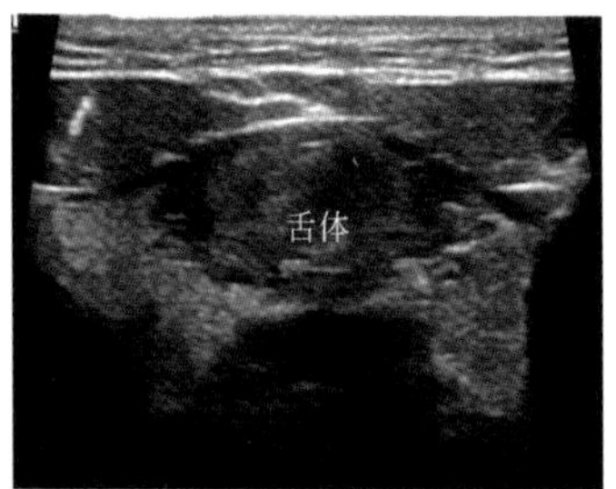

图4-2　舌体及周围组织

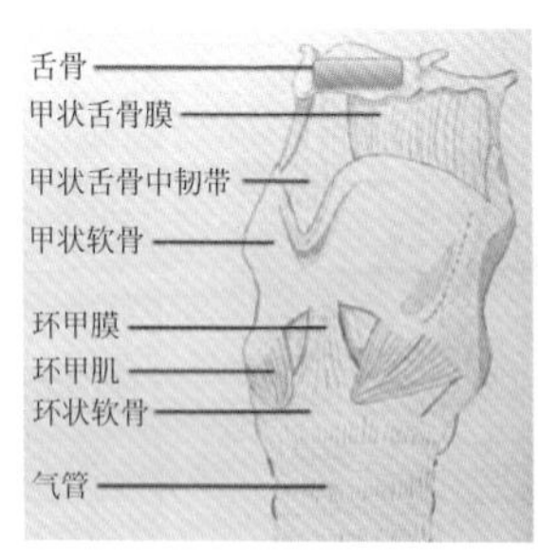

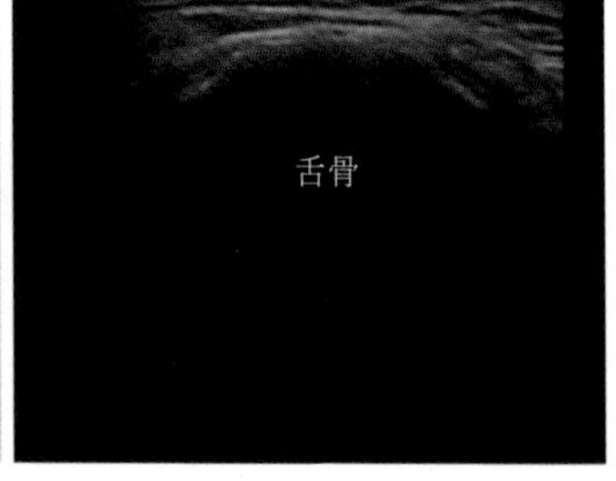

图4-3　舌骨超声图像

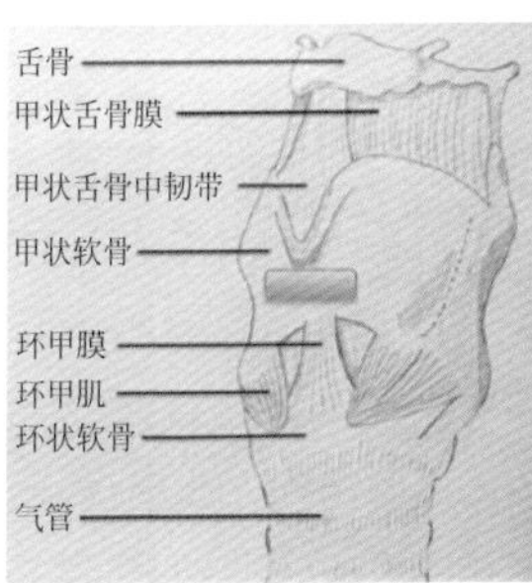

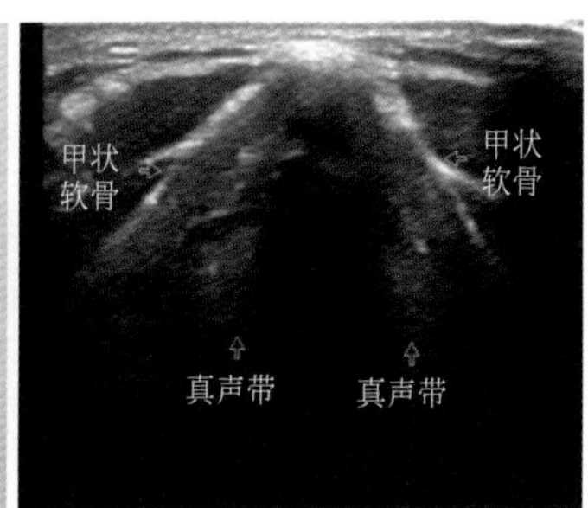

图 4-4　甲状软骨

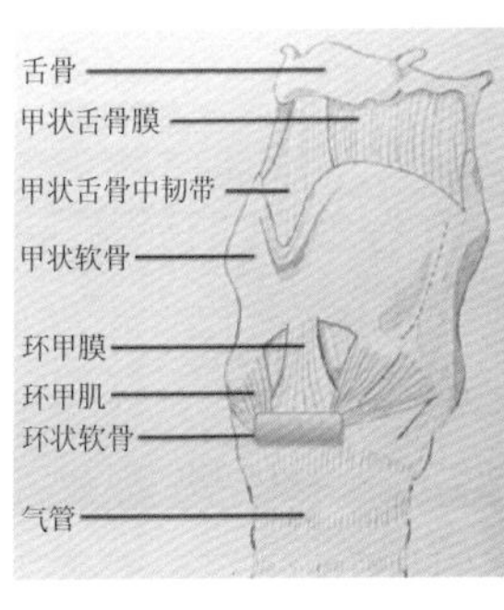

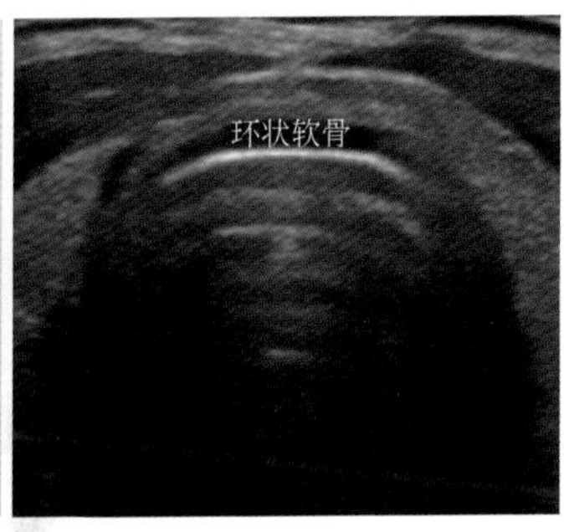

图 4-5　环状软骨

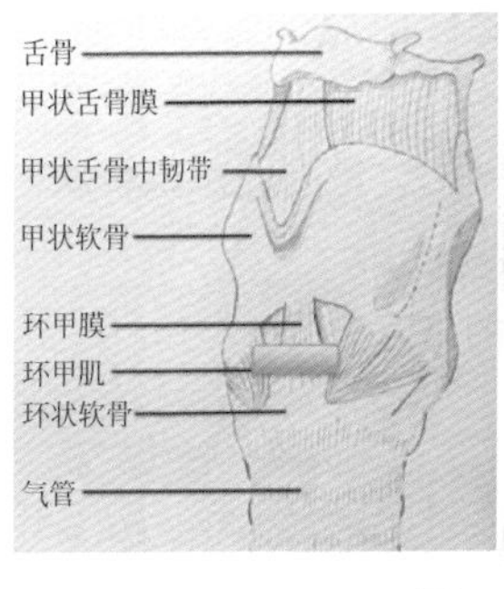

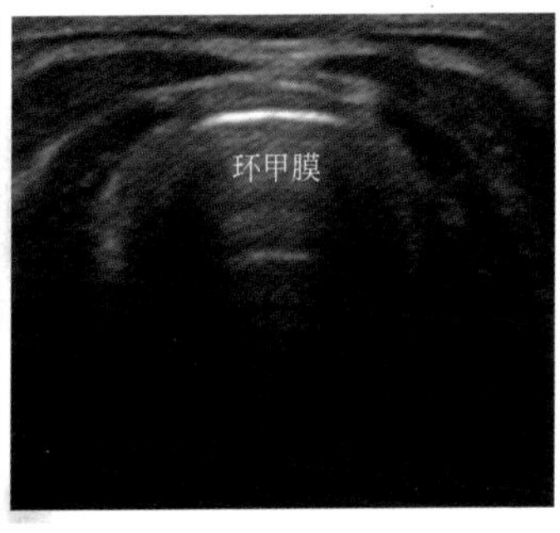

图 4-6　环甲膜

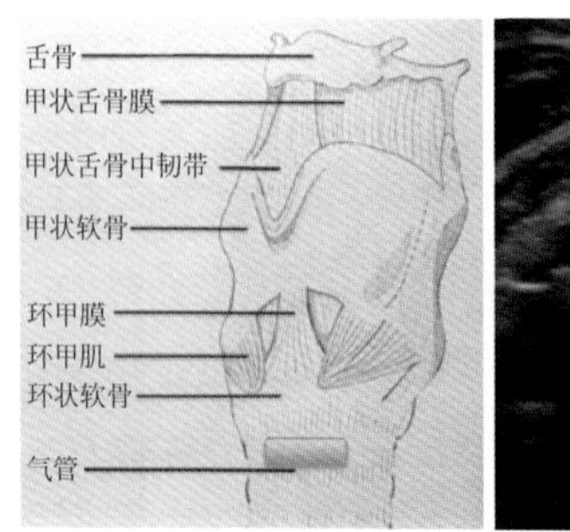

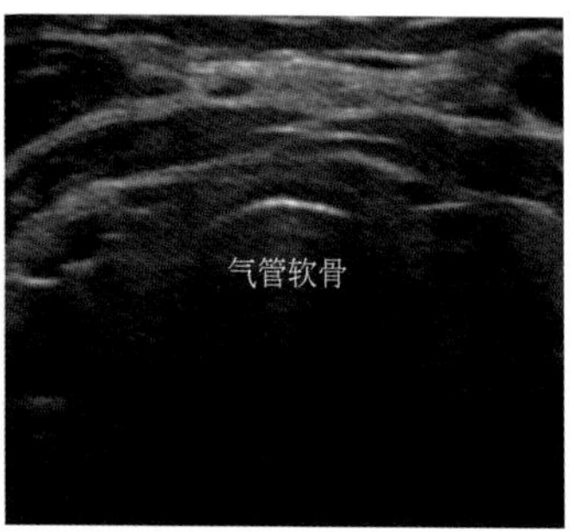

图 4-7　气管软骨

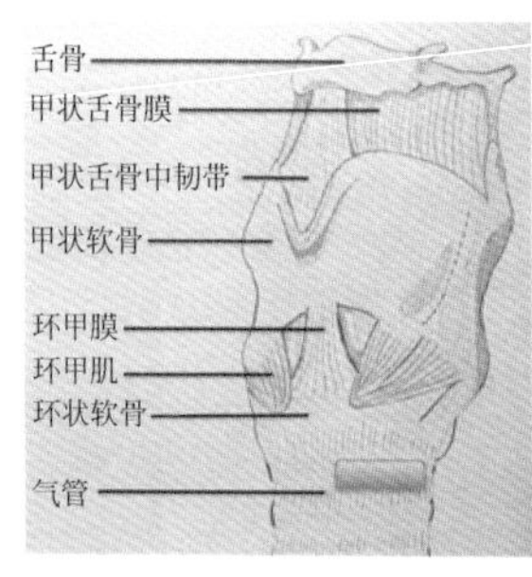

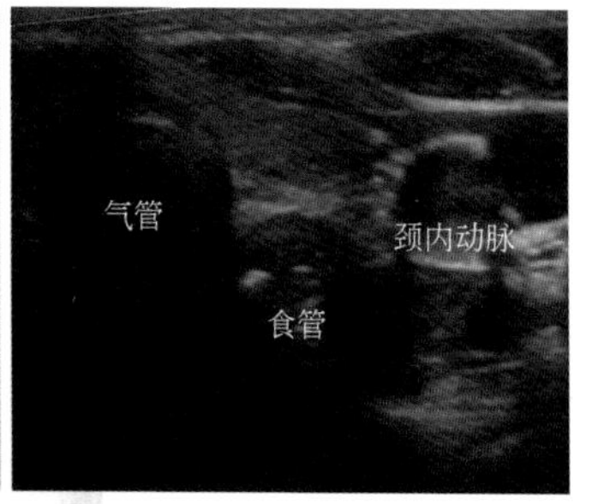

图 4-8　食管入口

（三）几个重要标记点

（1）舌骨为局部唯一骨性结构，呈高回声拱桥状。

（2）甲状软骨呈山峰状。

（3）环状软骨是唯一闭合的气管软骨。

（四）仪　　器

常用高频线阵探头，观察深部组织选用凸阵探头。

（五）扫查方法

于下颏至胸骨柄上缘，进行横切、纵切、斜切各种切面扫查。

（六）临床应用

1. 确认气管导管的位置 气管在正常状态下，横切面可见气管软骨环，其后方可见较短彗星尾征（图4-9）；纵切面可见气管走行（图4-10）。

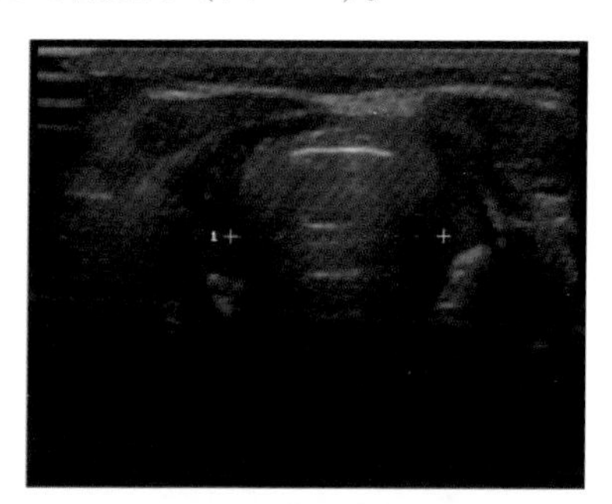

图4-9 气管横切面超声图像

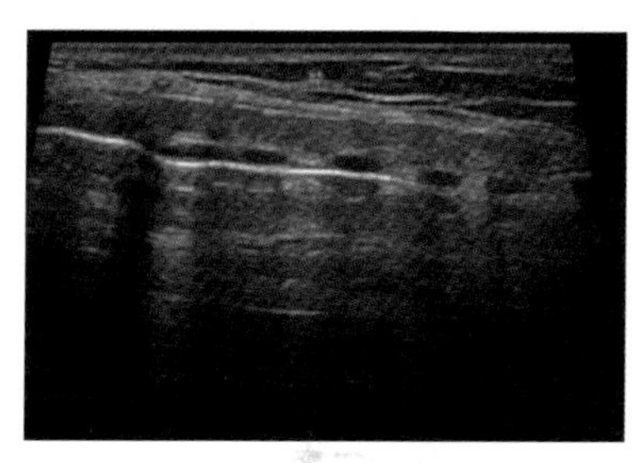

图4-10 气管纵切面图像

行气管插管术后，横切面可清楚地看到气管软骨环，其内气管导管后可见较长彗星尾征（图4-11A）；纵切面可清楚地见到气管导管走行于气管内（图4-11B）。

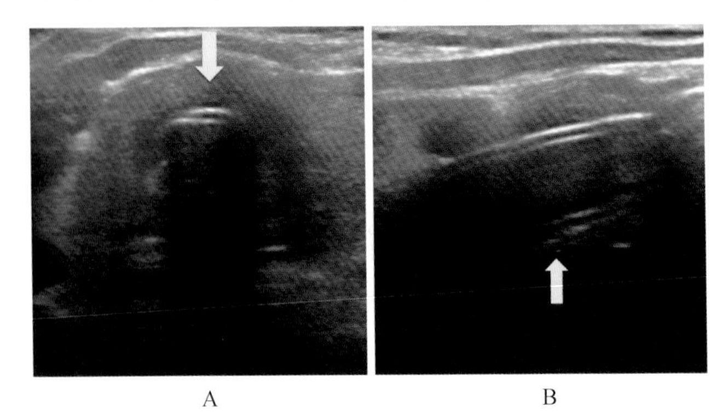

图4-11　气管插管后横切面（A）；气管插管后纵切面（B）

若气管导管误入食管，可在食管走行区见到导管（图4-12）。

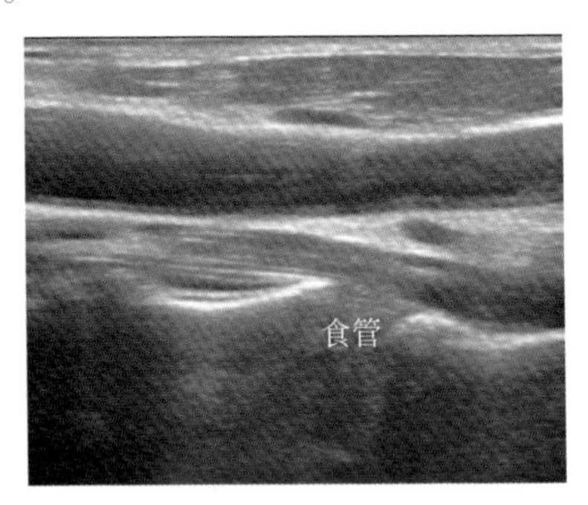

图4-12　气管导管误入食管

在气管导管球囊充气时，可判断球囊位置，并可根据球囊与导管尖端的距离判断导管尖位置，以免导管过深或过浅。将探头置于胸骨上，依据球囊充气时气管发生形变判断气管位置。因此应用超声判断气管导管位置优于呼气末二氧化碳分压测定。

另外，还可判断导管型号是否合适，通过测量气管内径选择气管导管的型号（图4-13）。

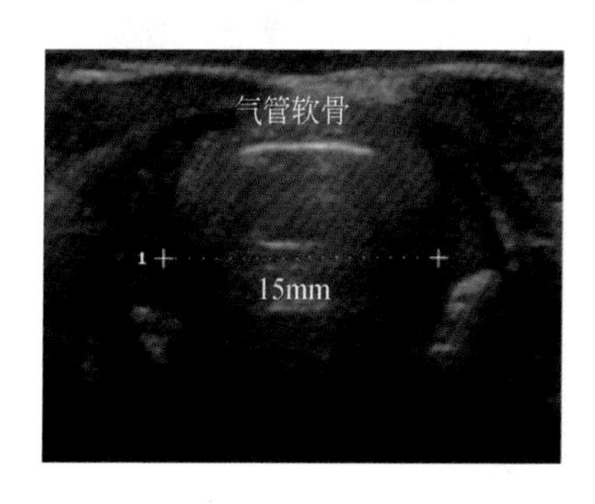

图4-13　根据气管内径确定气管导管的外径

2. 环甲膜穿刺　超声确认环甲膜位置，即甲状软骨和环状软骨之间。将探头横置于甲状软骨（图4-4），可见山峰状回声，探头向下移动直至山峰出现缺口，再向下可见环状软骨（图4-5），出现缺口处就是环甲膜，后方可见伪影，类似胸部超声中的“A线”（图4-6）。将探针在超声平面，避开血管，进入气管；或定位后直接进行穿刺（图4-14）。

3. 改良 Sellick 法　气管插管进行麻醉时，或行心肺复苏时，常用传统 Sellick 法（图4-15A）：在环状软骨的前方施加压力，使环状软骨向后移动压迫后方的食管，阻止胃内容物反流进入口咽部，以防止吸入性肺炎。

临床实际情况是食管常位于气管左后方，向后方压迫环状软骨往往不能达到有效压迫食管的效果。因此使用改良 Sellick 法（图 4-15B）：在环状软骨的前方向左后方施加压力，使环状软骨向左后移动压迫后方的食管。

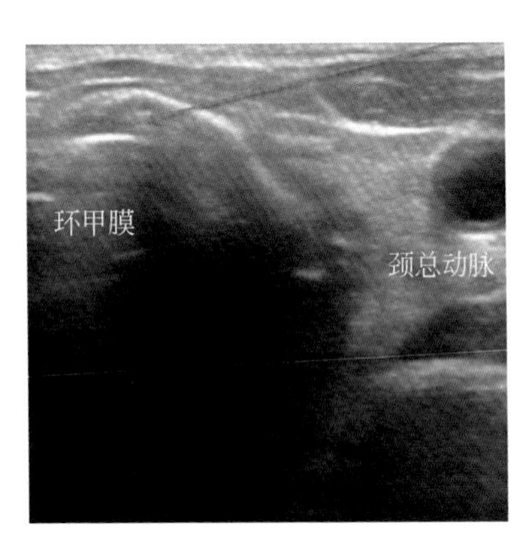

图 4-14 于环甲膜处避开血管进行穿刺

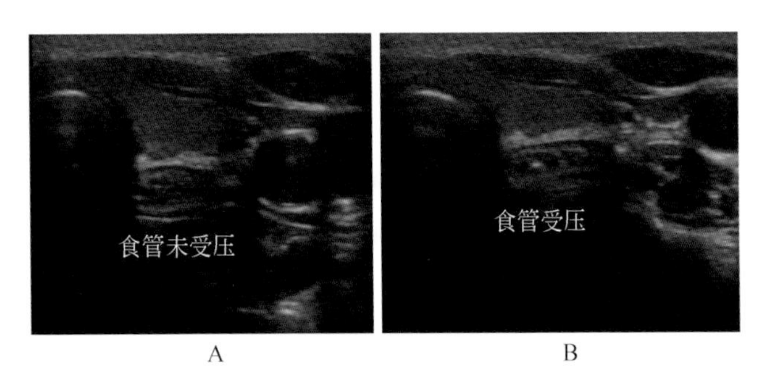

图 4-15 传统 Sellick 法与改良 Sellick 法

A. 传统 Sellick 法向后方压迫环状软骨；B. 改良 Sellick 法向左后方压迫环状软骨

第五章　肺

（一）解　　剖

胸腔由胸壁和膈肌围成，中间为纵隔，两侧为左右胸膜腔及左右肺叶。胸膜分为脏层胸膜和壁层胸膜，覆盖于肺表面的胸膜称为脏层胸膜，可随肺的体积变化而收缩；而紧贴胸廓内壁的胸膜称为壁层胸膜，其位置相对固定。两层胸膜相互移行，之间的潜在性间隙称为胸膜腔，正常情况下胸膜腔为呈负压的密闭性结构，存在少量浆液，可减少呼吸时的摩擦。肋胸膜与膈胸膜折返处称为肋膈隐窝，是胸膜腔的最低部位，胸膜腔出现游离积液时首先积聚于此。

（二）正常超声图像

肺内的气体是强反射界面，声波传播到肺表面后由于声阻抗差很大，绝大部分声波反射回探头，无法进入深部组织，所以无法形成肺组织的图像。正是由于这种特性，声波射入胸腔时会产生某些伪像，而这些伪像存在与否或改变则可帮助我们评估胸部结构的生理或病理生理状态。

1. 胸膜线和肺滑行

（1）胸膜线：探头位于肋间隙，距软组织层最近的一条弧形高回声线为胸膜线（图5-1）。

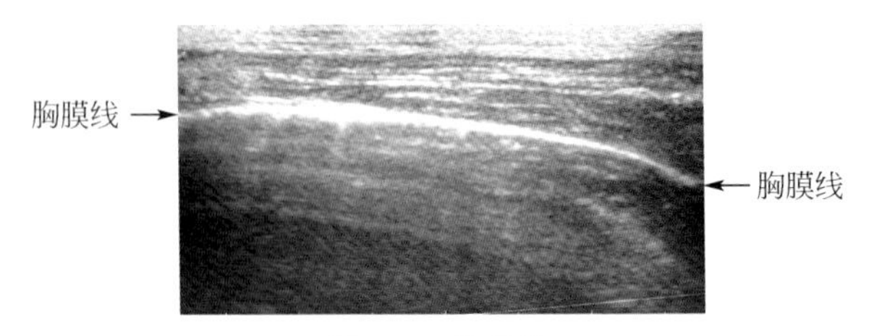

图5-1　胸膜线

（2）肺滑行：正常情况下可见脏壁两层胸膜之间相互滑动。

2. A线和B线

（1）A线：B型超声下可见胸膜线后方多条等距的回声强度逐渐减低的与胸膜线相平行的回声（图5-2）。

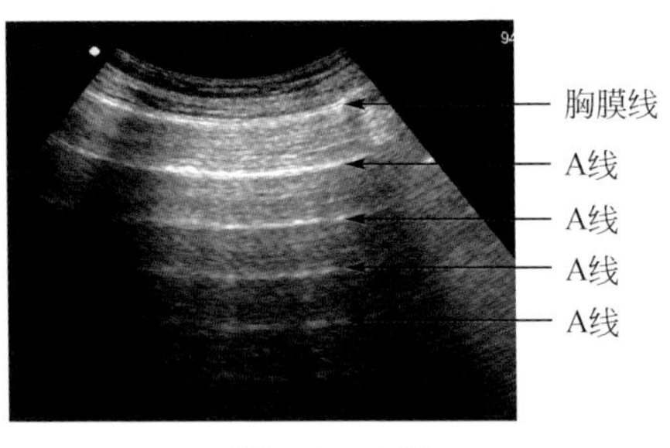

图5-2　A线

（2）B线：是从胸膜发出的、激光束样、无衰减的直达屏幕边缘的高回声线。B线的移动与肺滑行同步，且B线出现的区域A线消失（图5-3）。

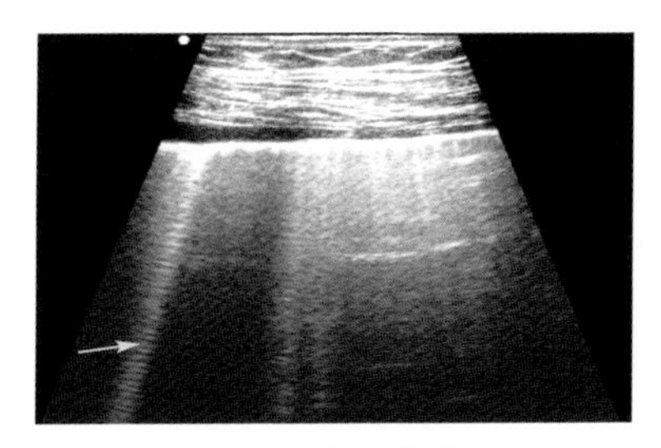

图 5-3 B 线（箭头示）

（三）检查关键点

（1）是否存在 A 线或 B 线。

（2）是否存在肺滑行。

（3）是否存在液性暗区。

（四）仪 器

常选用低频凸阵探头。胸壁较薄的患者也可选用高频线阵探头。

（五）扫查方法

将胸腔分成前、外、后三大区域。前区由胸骨、锁骨、腋前线围成；外侧区位于腋前线和腋后线之间；后区位于腋后线和脊柱之间。对于完整的肺部检查，应在上述区域所有肋间逐一扫查。另外，对于仰卧位患者，因为重力的影响，少量积液在胸后段探查较为明显。

（六）判断肺滑行存在的方法

（1）B型超声下直接观察肺滑行。

（2）M型超声下出现“沙滩征”。

（3）能量多普勒观察取样框内的胸膜线后方出现多普勒信号。

（七）超声扫查技巧

1. 未发现A线或B线　尝试在胸壁其他区域扫查——胸壁前区和外侧区尤为重要。

2. 图像不清晰　检查伴有皮下气肿的患者的肺部情况时，要尝试不同的体位及不同的检查区域，以避开皮下气肿。

（八）疾病超声表现

1. 胸腔积液　正常情况下，在肋缘下向上扫查右肝或脾和膈肌时，膈下出现肝实质或脾实质回声（实像），声束遇到膈–肺界面而发生全反射，膈上也出现对称性的肝实质或脾实质回声（伪像），这种现象称为镜面伪像（图5-4）。

当出现胸腔积液时，积液部位的肺滑动，A线、B线消失，镜面伪像消失，取而代之的是无回声的液性区域。大量胸腔积液的情况下，可见被压缩的肺叶随呼吸在积液中摆动（图5-5，图5-6）。

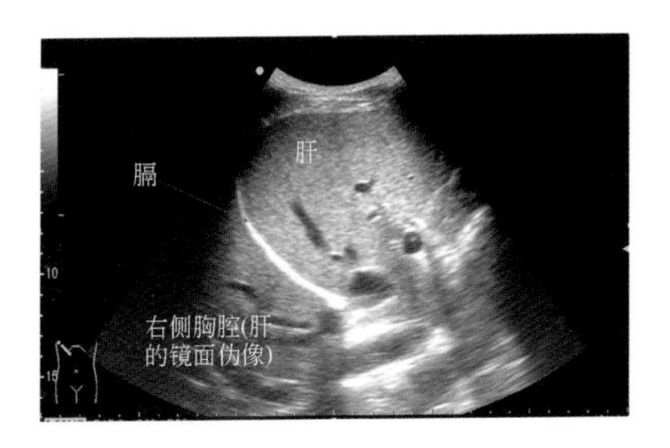

图 5-4　镜面伪像

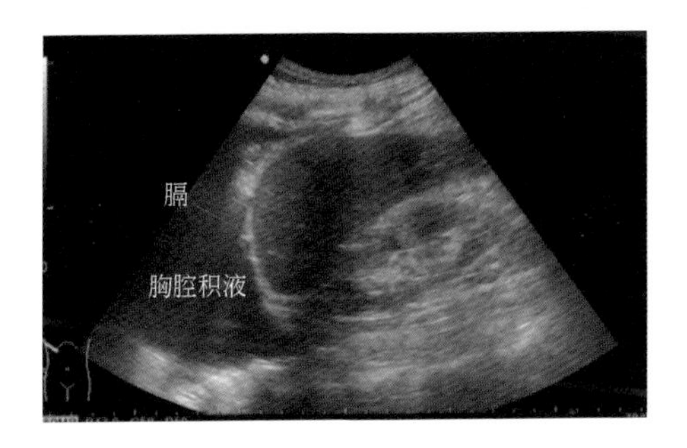

图 5-5　胸腔积液（1）

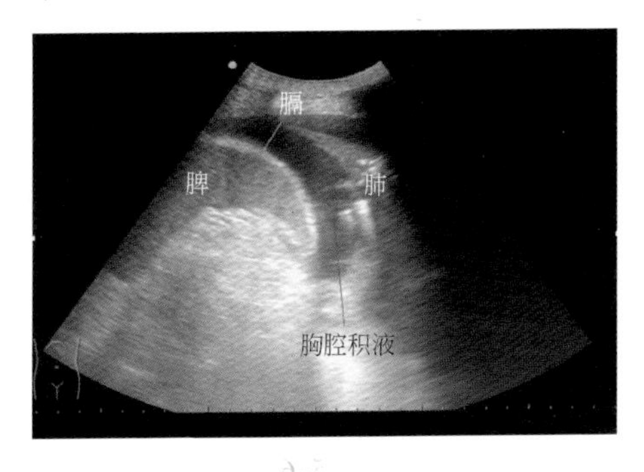

图 5-6　胸腔积液（2）

2. 肺实变

（1）肝组织征：肺泡被渗出液填充后出现的类似肝实质或脾实质的实性组织样回声，多见于大片肺实变（图 5-7）。

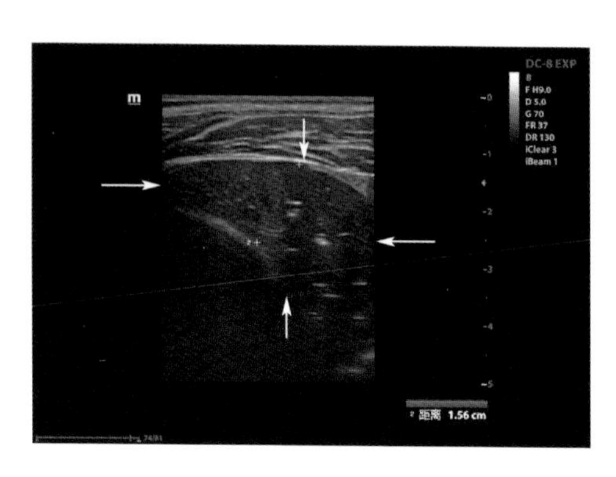

图 5-7 肝组织征

（2）碎片征：实变的肺组织深部与含气的肺组织之间的界限呈碎片样不规则图像，是胸膜线下微小实变的征象（图 5-8）。

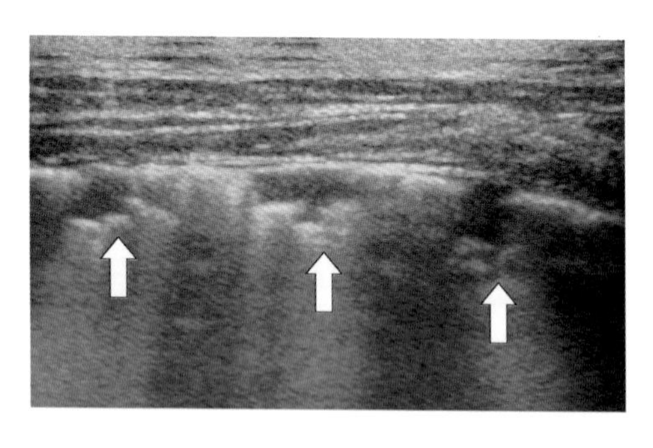

图 5-8 碎片征

3. 肺水肿　肺水肿时，小叶间隔内或肺泡内的液体被周围肺气包裹，声波在气液之间发生多重反射，产生“振铃伪象”，也就是B线。B线间距为7mm±1mm时称B7线，即两个小叶间隔之间的距离，提示小叶间隔增厚（图5-9）。B线间距在3mm±1mm时称为B3线，其分布密度增加，提示重度间质水肿，相当于CT的毛玻璃样改变（图5-10）。

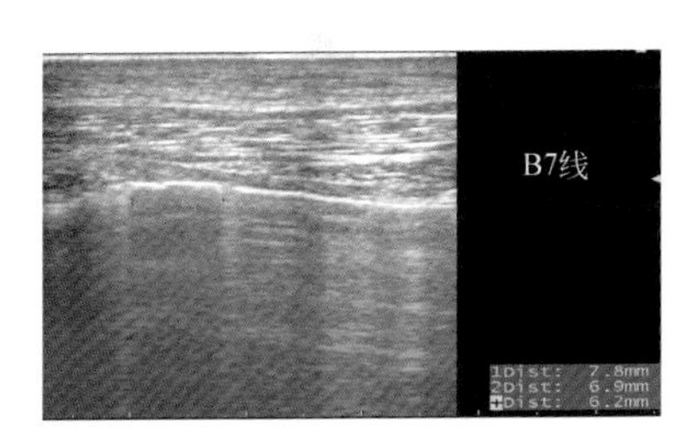

图5-9　B7线

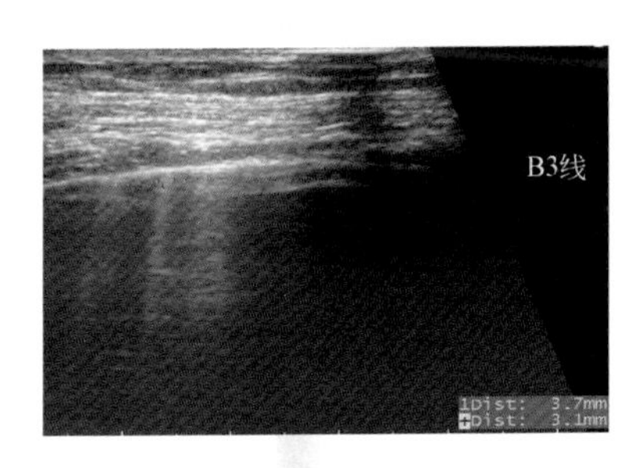

图5-10　B3线

4. 气胸

（1）沙滩征：M型超声下可见位于屏幕上方，由位置相对固定的胸壁所形成的多条平行线，正常肺实质图像为其下方的沙粒样回声。沙滩征为正常的肺滑动征象（图 5-11）。

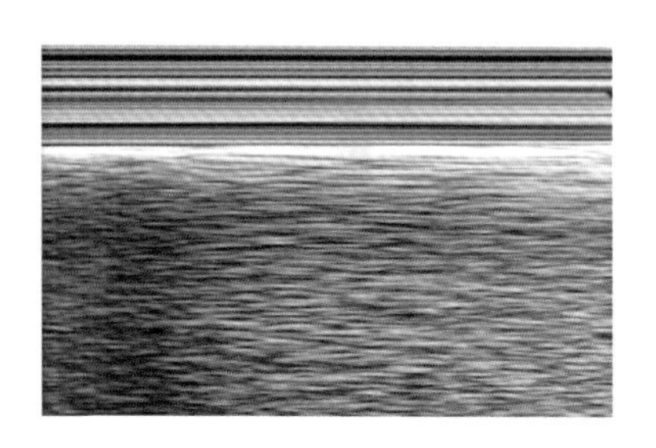

图 5-11 沙滩征

（2）平流层征（或称条码征）：是指 M 型超声实时观察下，图像显示为数条平行的水平线，意味着胸膜线及胸膜线以下部分无任何位移。气胸发生后，平流层征取代沙滩征（图 5-12）。

图 5-12 平流层征

（3）肺点：B 型超声动态观察可见有肺滑行的充气肺与无肺滑行的充气胸腔的分界点，即为肺点。M 型超声实时观察下见正常肺滑行的沙滩征被非正常的平流层征代替的临界点即为肺点。肺点是诊断气胸的特异征象（图 5-13）。

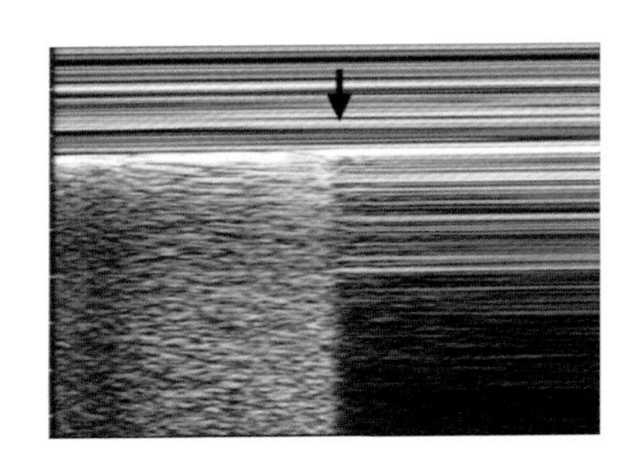

图 5-13　肺点

（九）呼吸困难鉴别诊断——急诊床旁肺超声 BLUE 草案

急诊床旁肺超声 BLUE 草案是一个简单的超声分析过程，通过对特征资料进行分类，判定急性呼吸衰竭的病因。通过此草案可对 90% 以上的病例作出 5 种最常见的急性呼吸衰竭病因（肺水肿、肺炎、肺栓塞、COPD、气胸）的判断。

1. 目的

（1）通过及时诊断，更快缓解患者的呼吸困难。

（2）减少（CT、UCG 等）复杂检查使用，减少有创检测和特定情况下（妊娠）的放射学检查。

（3）在有限的医疗资源下提高治疗护理水平。

2. 检查步骤

第一步：扫查上 BLUE 点和下 BLUE 点。两手并列放置（拇指叠加）于患者前胸部，左手小指位于锁骨下缘，手指尖达正中线位置，此时右手小指的位置指示为肺前下界（膈肌线），腕关节通常位于腋前线，分隔前、侧壁。其中左手中指与无名指连接处所对应胸壁为上 BLUE 点（upper BLUE point），右手掌心所对应胸壁为下 BLUE 点（lower BLUE point）（图 5-14）。

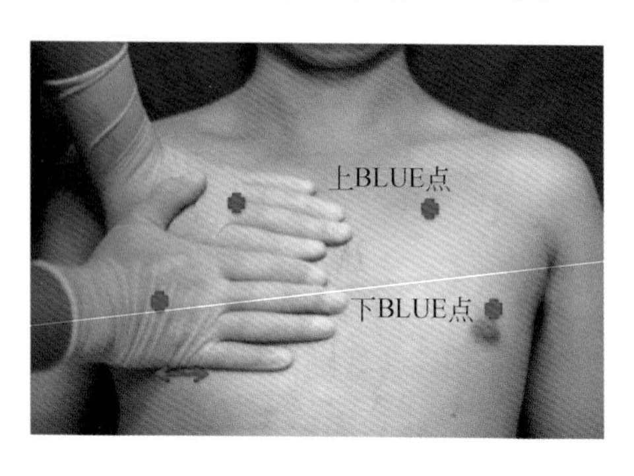

图 5-14　上 BLUE 点与下 BLUE 点体表定位

第二步：扫查膈点。从腋前线至腋后线（下界由膈肌线水平界定）。腋中线（垂直箭头）与膈肌线（水平箭头）交叉处为膈点（图 5-15）。

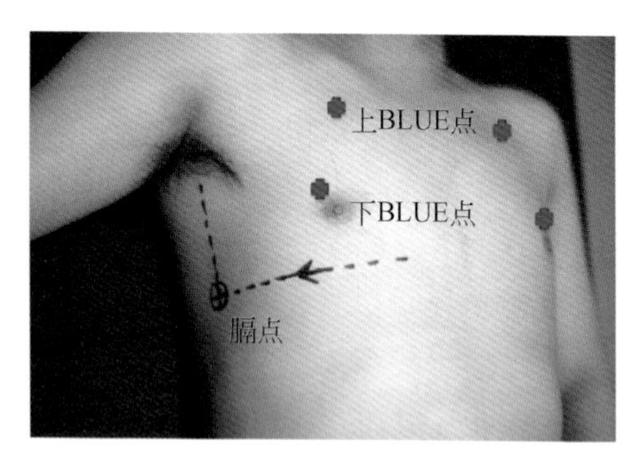

图 5-15　膈点体表定位

第三步：扫查肺后部后侧肺泡/胸膜综合征（posterolateral alveolar and/or pleural syndrome，PLAPS）点。PLAPS点，即下BLUE点横行延长线与腋后线交叉处，或者如图所示的尽量靠后区域。图上左侧的标志表示向下扩展PLAPS点。通过PLAPS点，在肺完全充气状态下，探头位置恰略高于膈肌（图5-16）。

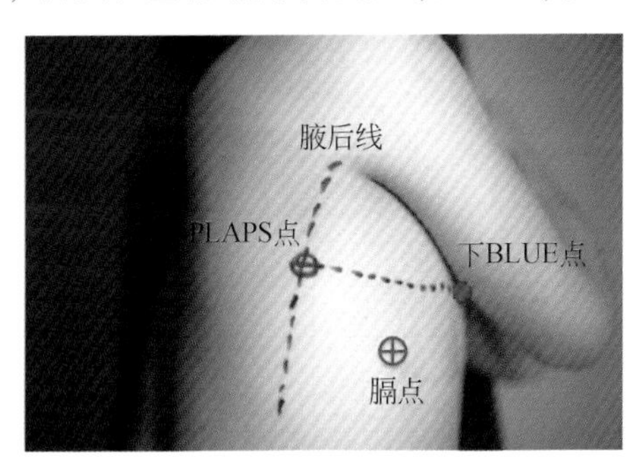

图5-16 PLAPS点体表定位

这种方法能够帮助发现坠积于后背部的少量胸腔积液（包括90%的危重患者肺实变）。十字交叉标记为膈点，检查者关注PLAPS点，随需要下移探头。这种扫查顺序可以显示膈顶以上肺非常小的病变。

第四步：患者侧卧或坐位以充分扫查后胸壁。

3. BLUE草案的主要特征

（1）A表现：双肺扫查均为A线。仰卧位或半坐位的患者前胸部主要表现为A线。此时若有肺滑动，需鉴别慢性阻塞性肺疾病（COPD）、肺栓塞或后背部肺炎；若无肺滑动，可疑气胸。

（2）B表现：双肺扫查均为B线。仰卧位或半坐位的患者前胸部主要表现为B线，见于心源性肺水肿。基本可除外 COPD、肺栓塞及气胸。

（3）A/B 表现：一侧肺扫查为 A 线，而另一侧为 B 线。通常见于肺炎。

（4）B′表现：前胸壁肺 B 线呈火箭征样，但肺滑动征消失。常见于肺炎时胸膜下小叶间隔分泌黏性纤维素物质，从而导致肺滑动消失。

4. BLUE 草案决策流程　见图 5-17。

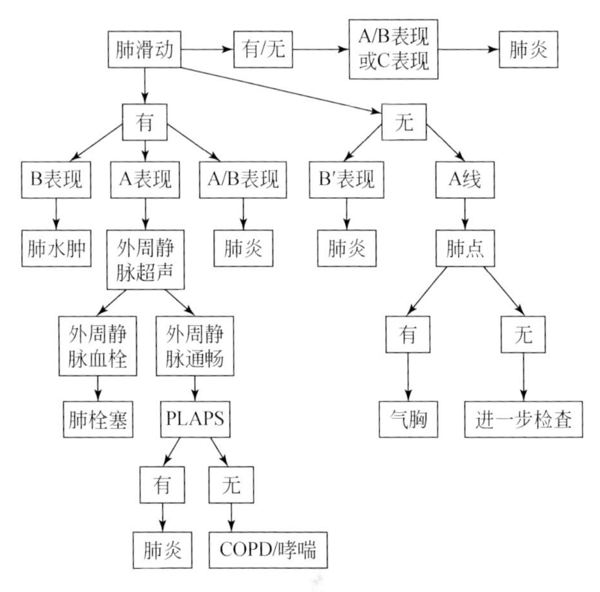

图 5-17　BLUE 草案决策流程

（十）病　　例

病史：患者男，36 岁，剑突下及背痛 1 天，听诊左肺呼吸音减低，胸部 X 线未见明显异常，申请胸部及腹部超声检查。

胸部 X 线见图 5-18。

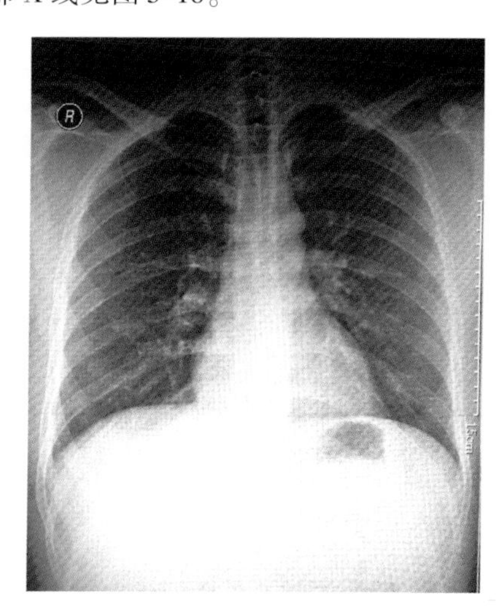

图 5-18　病例胸部 X 线片

胸部超声检查：

1. 前区　BLUE 点，胸膜线光滑，胸膜滑动良好，未见明显 B 线、肺实变及胸腔积液（图 5-19）。

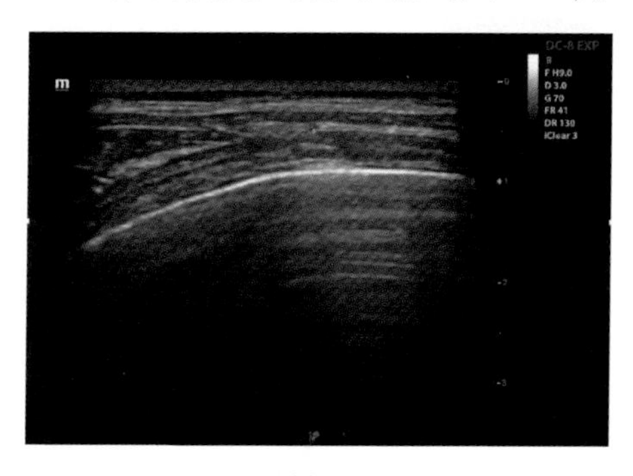

图 5-19　病例胸部超声检查（1）

2. 外侧区　胸膜线欠光滑，胸膜滑动良好，未见明显 B 线、肺实变及胸腔积液（图 5-20）。

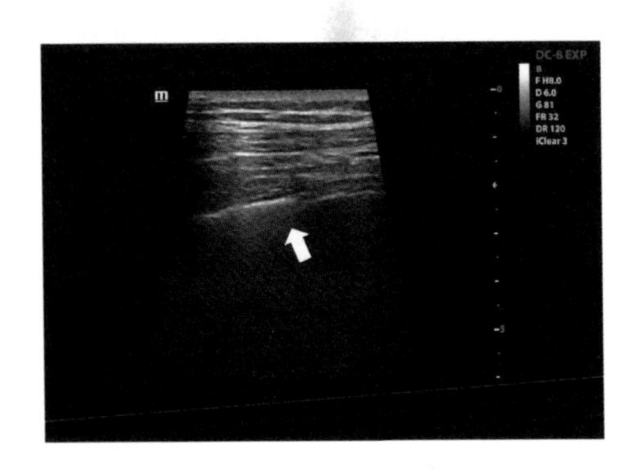

图 5-20　病例胸部超声检查（2）

箭头所示为左侧肋膈角：肋膈角锐利，未见明显积液

3. PLAPS 点　胸膜线不光滑，滑动良好，可见 B 线（图 5-21）。

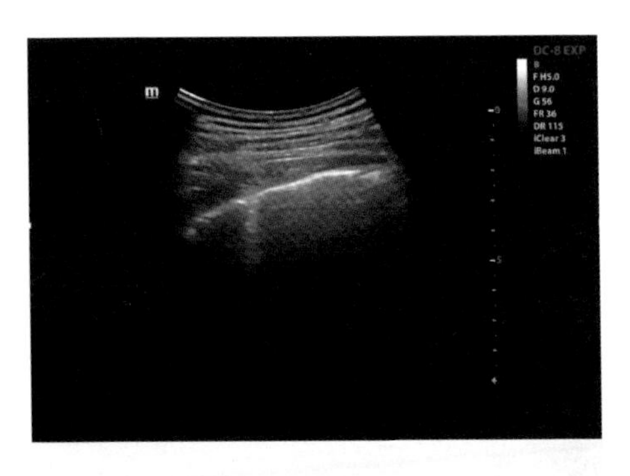

图 5-21　病例胸部超声检查（3）

4. 扩展 PLAPS 点　于脊柱左侧可见肝组织回声——左肺内侧下野大片实变（图 5-22）。

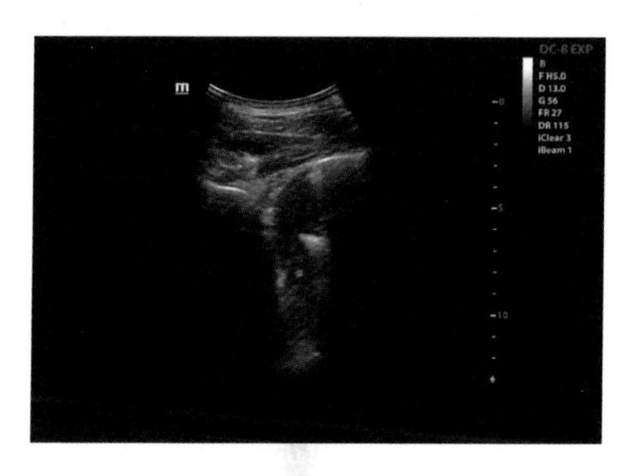

图 5-22　病例胸部超声检查（4）

X 线胸部检查因心影遮挡而易导致肺实变漏诊。

第六章 心 脏

心脏超声是床旁超声最有效的应用之一，在评估心脏解剖和生理方面具有即时性，在急重症医学中的应用越来越普及。区别于心脏专科医生所用的常规超声心动图检查，床旁心脏超声能够由急诊医生或重症监护医生实时对患者进行操作并直接关注患者个体，能及时帮助诊断和排除潜在的致命因素，指导抢救流程。例如，鉴别电机械分离与心搏骤停、识别休克病因、评估患者的容量状态和心脏功能等，从而改善患者的治疗方案及预后。此外，床旁心脏超声可与肺部、腹部、下肢深静脉系统等其他部位的床旁超声检查整合在一起，形成扫查流程进而对不明病因的低血压患者进行管理。

本章将讲述床旁心脏超声在危重患者心脏结构及功能评估、容量评估及识别致命性疾病等方面的应用。

（一）解 剖

心脏是一个中空的肌性器官，位于纵隔，由心包膜与周围脏器隔离。心脏通过隔膜分为右心与左心两部分，这两部分被进一步分为心房与心室两个腔。

心包膜由两层组成，即壁层和脏层。这两层膜通常贴合在一起，之间没有明显的积液。心包膜附着于左心房的上方，并且包绕着大血管的近端。

由于心脏斜坐于膈肌上方，底朝右上后方，尖朝左下前方，标准的解剖学方位如冠状位、矢状位等并不适合用来描述心脏的位置，故常用心轴来描述心脏位置：①心脏长轴，位于右肩与左髋的连线上；②心脏短轴，将心脏的长轴旋转90°（左肩至右髋）。心脏的标准图像通常由以下的解剖位置获得：剑突下、胸骨旁及心尖，这些位置可很好地避开肋骨及肺脏的影响。

（二）检查关键点

（1）有无心包积液。

（2）有无血栓或黏液瘤等心内团块。

（3）测量心腔大小、室壁厚度，评估有无室壁运动异常。

（4）评估心脏收缩舒张功能，测量左室射血分数、心排血量。

（5）测量肺动脉压力。

（6）测量下腔静脉内径及变异率。

（7）判断有无致命性的主动脉疾病，包括主动脉夹层、主动脉腔内血肿、外伤性主动脉撕裂和有症状的主动脉瘤。

（三）仪 器

选用相控阵探头（2.0～5.0MHz）。

（四）扫查方法

床旁心脏超声多采用二维超声模式和 M 型超声模式，多普勒超声用于更复杂的测量，如评估心脏瓣膜功能、测量心脏收缩功能等。床旁心脏超声常用胸骨旁、心尖和剑突下 3 个标准的声窗对心脏进行探查，常用的切面包括左侧胸骨旁长轴切面、胸骨旁短轴切面、心尖四腔心切面、心尖五腔心切面、心尖二腔心切面、剑突下四腔心切面和剑突下下腔静脉切面，其中胸骨旁短轴切面包括主动脉瓣水平、二尖瓣水平、乳头肌水平和心尖水平（表 6-1）。

1. *左侧胸骨旁长轴切面（PLAX）* 探头置于胸骨左缘第 3 ~ 4 肋间，声束垂直向后，探测平面与患者右肩左臀连线平行，探头标记朝向患者右肩。扇面由主动脉根部至心尖部展开，显示心脏的长轴断面。在这个位置，因其解剖结构可以均匀地分布，扫描深度无需特殊调整（图 6-1）。

PLAX 切面可显示右心室、左心室、左心室流出道、主动脉根部、升主动脉、主动脉瓣、二尖瓣、降主动脉横切面等结构。可用于观察主动脉根部内径、壁厚度、壁回声强度及运动状态，评价有无主动脉根部扩张及内膜剥离；也可在此切面测量右心室、左心室直径大小，观察心脏形态及测量左室射血分数等。

在一般患者中，PLAX 切面较容易获得，但对于患有肺部基础疾病如肺气肿等的患者，此切面可能会因肺脏覆盖气体的干扰而较难获得理想切面。

表 6-1　常用超声切面与心脏结构对应关系

切面位置		心腔及心室壁	瓣膜	通道	备注
胸骨旁长轴	主动脉瓣和二尖瓣对切的心脏长轴切面	靠近体表一侧为前间隔，后面为左心室后壁	主动脉瓣的右冠状瓣和无冠状瓣，二尖瓣前叶和后叶	最前方为右心室流出道，升主动脉近端结构，左房后部心包外可见降主动脉横截面	可在此切面根据 M 超模式，测量左心室收缩期与舒张期直径，利用软件算出 LVEF 值
胸骨旁短轴	主动脉瓣水平	左右心房及其房间隔、右心室游离壁	主动脉瓣 3 个瓣叶在心室舒张期形成一个“Y”形结构，并且房间隔毗邻非冠状瓣。三尖瓣隔叶和前叶	右心室流出道、肺动脉瓣，以及肺动脉主干	这些结构围绕位于中间的主动脉瓣
	二尖瓣水平	左心室呈圆形，可见“月牙”形右心室横切面	二尖瓣瓣口呈特征性的卵圆形或“鱼口”外观	—	可以从横切面观察左心室各节段收缩情况

续表

切面位置		心腔及心室壁	瓣膜	通道	备注
胸骨旁短轴	乳头肌水平	左心室呈圆形,可见月牙形右心室横切面,左心室可被分成 6 个部分:前部、前外侧、下侧部、下部、下间隔区和前间隔区	—	—	右侧和外侧乳头肌可被很好显现,可以从横切面观察左心室各节段收缩情况
	心尖水平	可见左右心室横切面,左心室壁可被划分为:前部、侧部、下部和间隔区	—	—	可以从横切面观察左心室各节段收缩情况
心尖四腔心	室间隔完全垂直位于屏幕中间,二尖瓣和三尖瓣可很好显示	可看到心脏的 4 个心腔,长而椭圆,右心室基底部、中部和心尖区,可见室间隔下部和左心室前外侧壁	可见二尖瓣和三尖瓣	有时可见右上肺静脉及左上、左下肺静脉	可和心尖两腔心一起用于计算平面法 LVEF

续表

切面位置		心腔及心室壁	瓣膜	通道	备注
心尖二腔心	四腔心探头逆时针旋转30°~60°	仅见左心房和左心室,其中可见左心室的前壁和下壁	可见二尖瓣	—	—
剑突下四腔心		可见4个心腔呈“田”字形排列,可显示右心室游离壁	可见二尖瓣和三尖瓣	—	可测量右心室大小和室壁厚度

注:LVEF,左室射血分数。

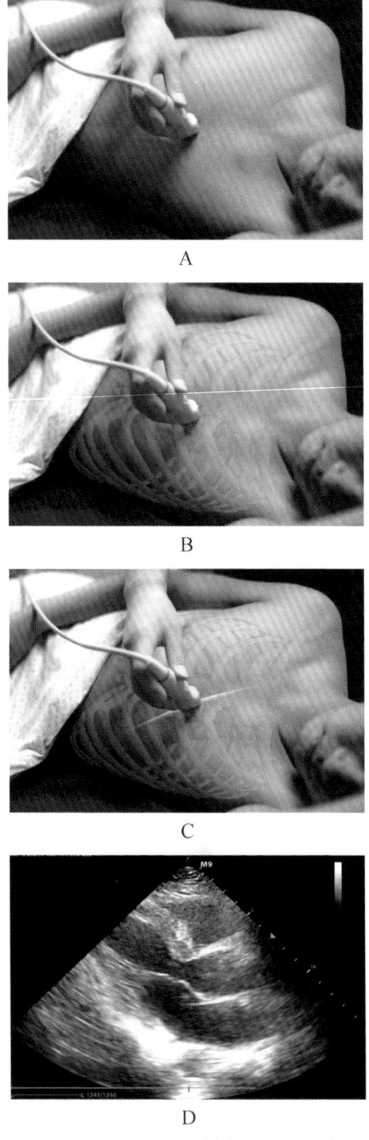

图 6-1　左侧胸骨旁长轴切面

2. 胸骨旁短轴切面（PSAX）　将探头置于胸骨左缘第3～4肋间，声束向后，探测平面为左肩与右髋连线平行，探头标记朝向患者左肩。如已获得左心室长轴切面，则将探头顺时针旋转90°即可（图6-2）。

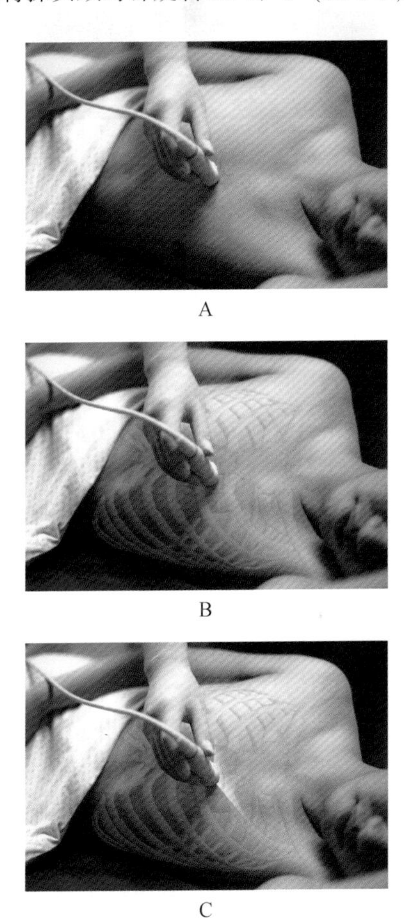

A

B

C

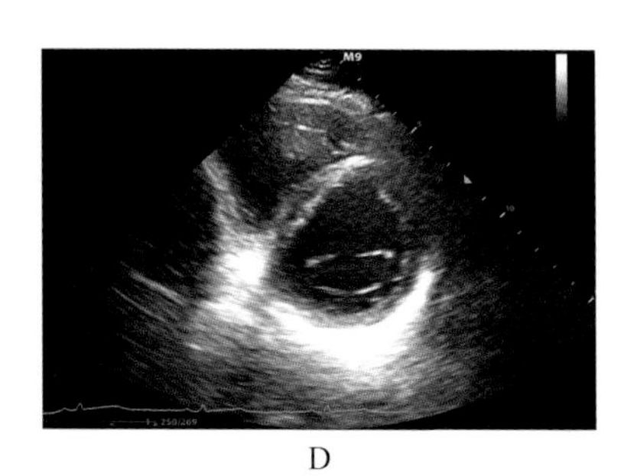

D

图 6-2 胸骨旁短轴切面

PSAX 切面根据探头朝向被检查者的头部或脚的方向略有不同，在心脏短轴的不同部位横切心脏，常用的4个切面有：主动脉瓣水平、二尖瓣水平、乳头肌水平和心尖水平。在主动脉瓣水平切面可显示的结构有：左右心房及其房间隔、右心室游离壁、主动脉瓣、右心室流出道、肺动脉瓣及肺动脉主干，这些结构围绕位于中间的主动脉瓣。探头扫查平面向患者脚下方向稍偏移，探头尾端向患者头端下压，即可得到二尖瓣水平切面，在二尖瓣水平切面可观察到左心室及右心室横断面、室间隔和二尖瓣。继续偏移可得到乳头肌平面切面，在此切面可观察到的结构有右心室、左心室、室间隔和乳头肌。扫查平面继续偏离患者头部，朝向心尖方向，可得到胸骨旁短轴心尖水平切面，此切面仅可观察到心尖段左右心室及相应部位的室间隔横切面。在胸骨旁短轴切面可观测心室收缩、各节段室壁运动情况，以及主动脉瓣、二尖瓣闭合、反流情况，可测量主动脉宽度、肺动脉宽度及肺动脉压等。

3. 心尖四腔心切面（A4C） 探头置于心尖搏动

(心尖冲动)点内侧1cm左右，声束朝向右上后方并指向右肩胛方向，探头标记指向患者左肩，使扫查由左下前向右上后方向展开，与左心室长轴切面方向接近垂直。在此切面，室间隔、房间隔连线与二尖瓣、三尖瓣的连线呈十字交叉，位于图像中央，将左右心房及左右心室分为4个腔（图6-3）。

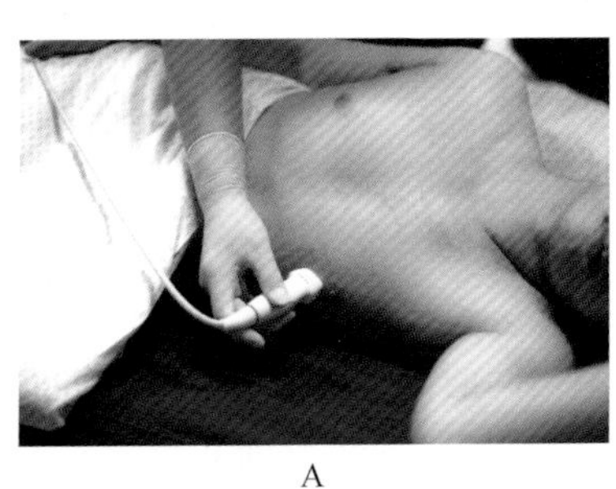

A

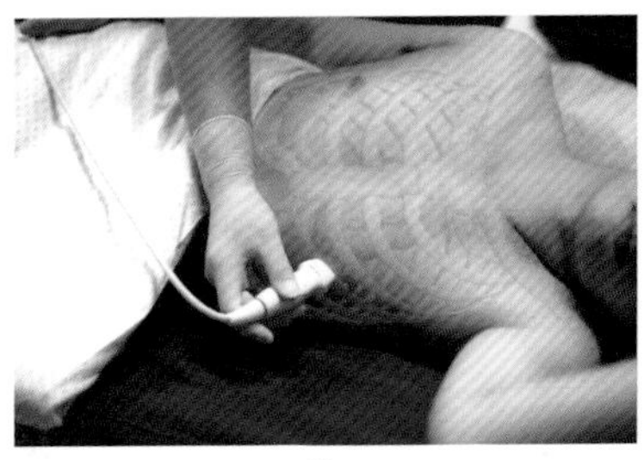

B

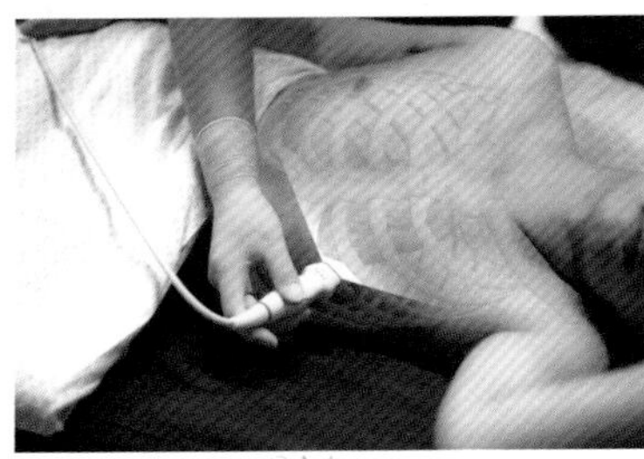

C

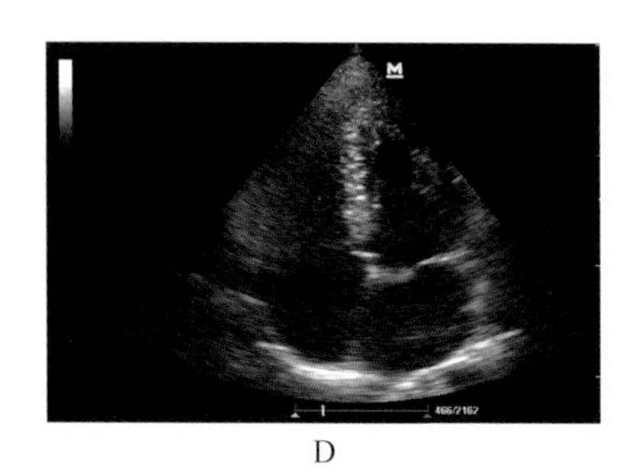

D

图 6-3 心尖四腔心切面

A4C 切面可同时显示心脏的 4 个心腔，以及室间隔、房间隔、二尖瓣和三尖瓣。在此切面可评价左右心房及左右心室之间的比例关系、形态、室壁活动情况并测量其直径；与心尖二腔心切面共同用于双平面法测定左心室容积并计算左室射血分数及心排血量等。

4. 心尖二腔心切面（A2C） 探头位置同心尖四腔心切面，在此基础上将探头逆时针旋转 30°~60°即可得到心尖二腔心切面，声束与室间隔走向平行，但不通过室间隔，显示左心室与左心房（图 6-4）。

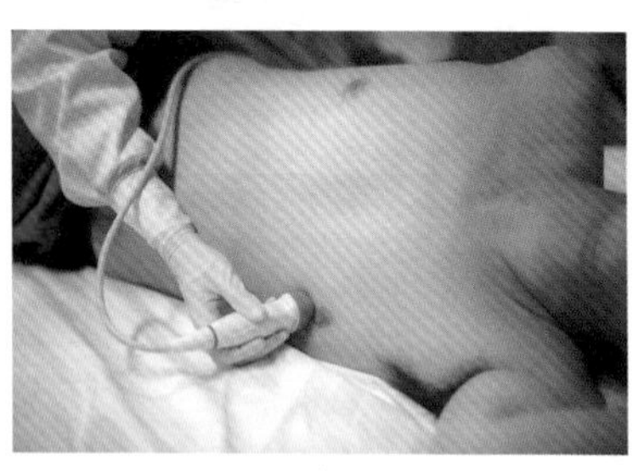

A

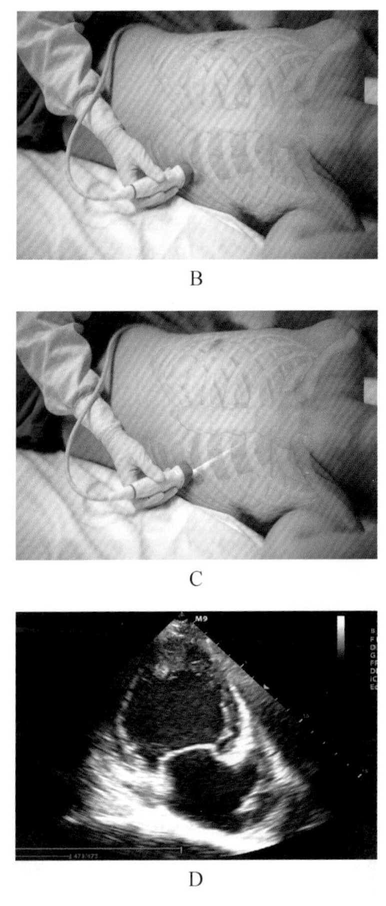

图 6-4　心尖二腔心切面

该切面主要用于评价左心室长径、估计其大小并计测心功能，并可观察室壁厚度、活动情况，观察有无节段性室壁运动异常及局部室壁膨出等。

5. 心尖五腔心切面（A5C）　探头位置同心尖四

腔心切面，稍将探头上翘，探头尾端下压，即可显示左心室流出道，称为五腔心切面。此切面显示的结构与四腔心类似，但可在左心室流出道利用频谱分析方法测量血流速度和主动脉瓣口直径计算每搏量。

6. 剑突下四腔心切面（S4C） 以肝脏为视窗观察心脏。探头放置于剑突下，与胸壁皮肤成15°夹角，探头方向朝向左肩。探头标记指向患者的左肋部，声束指向头侧偏左肩部，扫描平面与人体冠状切面近似平行，与胸骨旁心室长轴切面方向近乎垂直。根据胸腔深度不同，可以调整探头的角度以得到搏动心脏的图像。随后，应当调节深度看清位于显示屏底的心耳结构。最初可设置为最大的深度，一旦显示屏上显示出心脏图像，可以通过调节深度获得合适的图像（图6-5）。

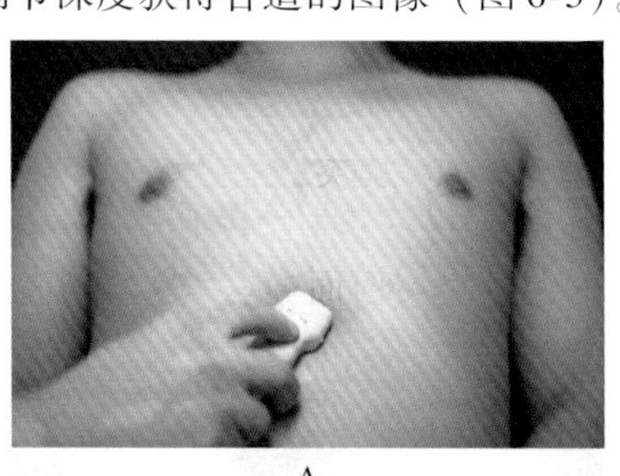

A

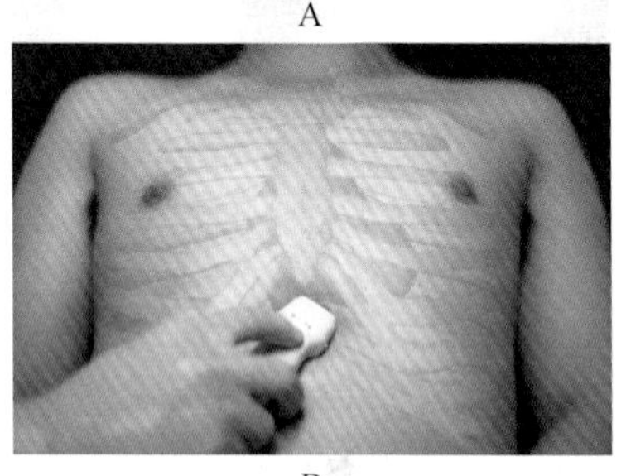

B

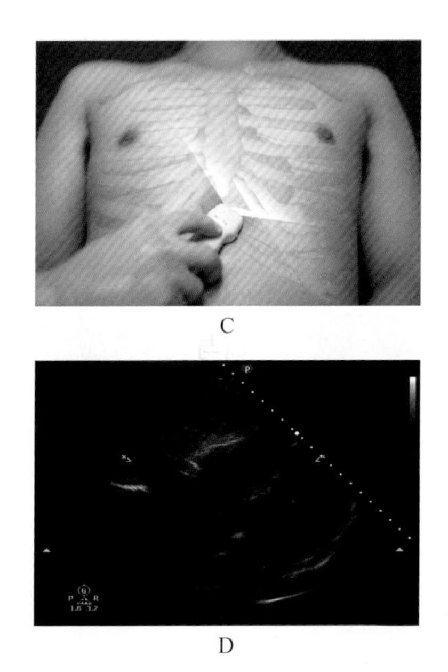

图 6-5　剑突下四腔心切面

此切面图房间隔与扇面中轴连线间约 45°，有利于对房、室间隔架构的观察，传统心脏超声利用此切面筛查房间隔缺损。在 S4C 切面可观察左右心室侧壁、室间隔、房室腔大小的比例。在急诊床旁超声，此切面最常用来观察心包积液，是创伤超声重点评估法（FAST）检查的标准切面之一。

7. 剑突下下腔静脉长轴切面　探头置于剑突下稍偏向右侧，扫描平面与下腔静脉平行，图像上能显示右心房、下腔静脉及肝静脉（图 6-6）。

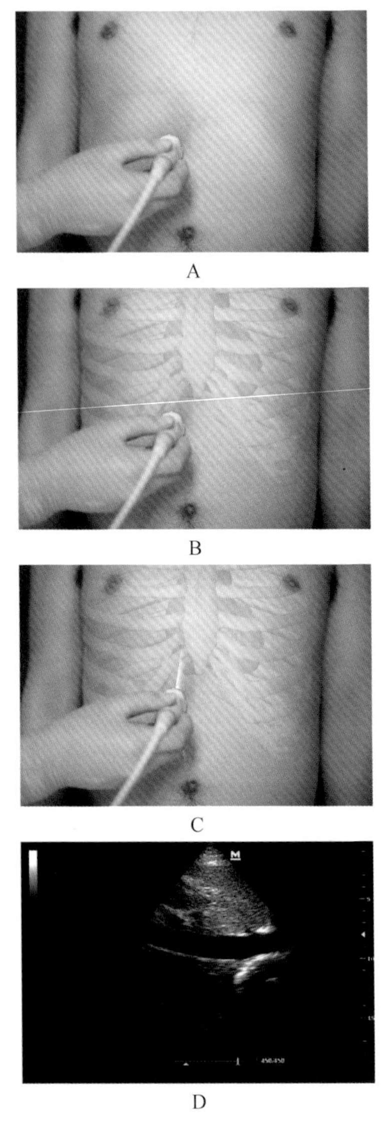

图 6-6 剑突下下腔静脉长轴切面

该切面可用于测量下腔静脉内径及其变异率，协助临床上对容量的评估和对液体复苏治疗策略的选择。

（五）测　　量

1. 流程化方案　随着床旁超声在急诊及重症医学中的广泛应用，逐步形成了一系列流程化的扫查方案，从而制订目标导向性的治疗方案，如休克的快速超声评估（RUSH）流程、心脏超声重点（目标导向的）评估（FOCUS）SIMPLE 方法、心肺复苏时的目标导向超声生命支持评估（FEEL）流程、休克诊治的目标导向超声（GDE）流程、目标导向经胸心脏超声（TTE）评估（FATE）流程和扩展的 FATE 流程、重症患者全身系统性筛查（ICU-SOUND）流程等。目前在休克评估诊断中以 RUSH 方案应用最为普遍，下面将对 RUSH 方案进行简单描述（表 6-2）。

RUSH 方案第一步，评估休克患者的心功能状态，即“泵”的评估。首先评估是否存在引起梗阻性休克的原因，如心脏压塞；其次需要分析患者左心室的整体收缩力，这样可以评估患者是否有心源性休克；最后，评估左心室和右心室的大小比例。大面积肺栓塞的患者可表现为右心室压力增高及右心室增大。

第二步，评估患者有效血管容量的状态，即“容量”的评估。首先测定下腔静脉的大小以评估容量池充盈程度。其次进行容量池泄露的相关评估，即 FAST 检查和胸腔积液的评估。最后评估容量池受压情况，即评估患者是否存在气胸和肺水肿。

表 6-2　RUSH 流程:典型休克的超声改变

RUSH 评估	低血容量休克	心源性休克	梗阻性休克	分布性休克
心功能状态	心脏收缩增强 心腔变小	心脏收缩减弱 心脏扩大	心脏收缩增强 心包积液 心脏压塞 RV 扩张 心脏血栓	心脏收缩增强(脓毒症早期) 心脏收缩减弱(脓毒症晚期)
有效血容量状态	IVC 塌陷 颈静脉塌陷 腹腔积液(液体丢失) 胸腔积液(液体丢失)	IVC 扩张 颈静脉扩张 肺火箭征(肺水肿) 胸腔积液 腹腔积液	IVC 扩张 颈静脉扩张肺滑行征消失(气胸)	IVC 正常或变小(脓毒症早期) 腹腔积液(脓毒症所致) 胸腔积液(脓毒症所致)
大动脉和大静脉	腹部动脉瘤 主动脉夹层	正常	DVT	正常

注:IVC,下腔静脉;DVT,深静脉血栓;RV,右心室。

第三步，大动脉及静脉的评估，即“管路”的评估。需要评估血管管路是否存在破损或者梗阻。

除上述诊断流程外，基于急诊工作特色，我们总结出 THIRD-SMART-3P 流程（图 6-7），为急诊不明原因休克快速鉴别诊断提供指导。具体如下：

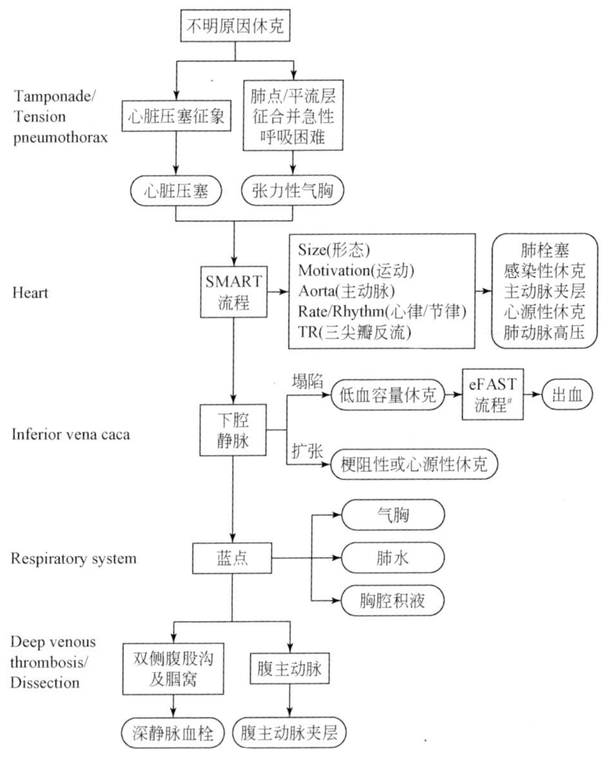

图 6-7　THIRD SMART 及 3P 原则：急诊不明原因休克超声快速诊断流程

eFAST 流程=扩展的创伤超声重点评估法

THIRD 流程（表 6-3）：休克患者超声评估需从以下几方面入手。

表 6-3　THIRD 流程扫查要点

字母		扫查部位和切面	观察指标	正常	异常及可能诊断	备注
T	Tamponade	心脏剑突下四腔心切面	心包腔内环形无回声液性暗区，右心室和右心房舒张期塌陷，摆动的心脏	正常心包腔内含约10ml 积液，超声仅能看到临近包绕心肌的脏层和壁层心包呈现出一层高回声带	心包腔内出现环形液性暗区，舒张期测量最大液体量进行分级：少量<1cm，中量 1～2cm，大量>2cm	心脏压塞的临床诊断，与心包积液量多少相关，也与积液发生速度有关。注意和心外膜脂肪垫及胸腔积液区分
	Tension pneumothorax	双侧上蓝点	胸膜腔液性暗区，胸膜滑动征，A 线，B 线，肺点，平流层征，沙滩征	可见蝙蝠征，胸膜滑动征，可见 A 线，正常人 B 线可出现在最下肋间隙，每个视窗范围内 B 线不超过 3 条，M 超下可见沙滩征	胸膜滑动征消失，A、B 线消失，肺点出现，M 超出现平流层征	

续表

字母		扫查部位和切面	观察指标	正常	异常及可能诊断	备注
H	Size	心脏胸骨旁长轴 胸骨旁短轴 心尖四腔心切面	左心室和右心室比例，左心室形态，右心室形态，室壁厚度	正常情况下，左心室是最大和肌肉最发达的腔，右心室呈三角形或新月形紧贴左心室，正常约为2/3左心室大小	右心室扩张成圆形，室间隔被挤压，甚至向左心室腔突出，左心室呈“D”字形，提示肺栓塞。右室中度扩张：>2/3左心室；重度扩张：>左心室。左心室腔在收缩末期几乎或完全消失	长轴扫面注意避免离轴成像造成判断错误。右心室扩张伴游离壁厚度>1cm提示慢性

续表

字母		扫查部位和切面	观察指标	正常	异常及可能诊断	备注
H	Motivation	心脏胸骨旁长轴 胸骨旁短轴 心尖四腔心切面	收缩期心室运动情况,室壁增厚程度,心内膜移动,室间隔反常运动	收缩时左心室心内膜移动呈一致向心性,所有节段心肌增厚约40%,左心室并非完全排空。右心室收缩呈心底向心尖纵向垂直收缩。舒张期二尖瓣前叶移动至室间隔1cm以内,几乎贴着室间隔	节段性室壁运动异常提示心肌梗死,室间隔反常运动伴右心室扩张提示肺栓塞。左心室收缩无力,心肌增厚小于40%提示左心室收缩功能下降,舒张期二尖瓣距离室间隔>1cm提示EF值<40%	

续表

字母		扫查部位和切面	观察指标	正常	异常及可能诊断	备注
H	Aorta	心脏胸骨旁长轴 胸骨旁短轴 心尖四腔心切面	主动脉	主动脉瓣口水平直径<3.7cm 主动脉弓水平直径<3.8cm 降主动脉水平直径<2.7cm	主动脉内径增宽，撕脱的内膜提示夹层，表现为：无回声管腔内的高回声结构，撕脱的内膜相对于管腔进行相对运动。在右心室扩张时代替左心室在心尖变成优势腔室	可靠性不高，但可作为不能立即取得其他影像学检查患者的一种床旁替代诊断手段

续表

字母		扫查部位和切面	观察指标	正常	异常及可能诊断	备注
H	Rhythm/rate	心脏胸骨旁长轴 胸骨旁短轴 心尖四腔心切面	心脏收缩及舒张节律和频率	规律,有力	心室收缩呈阶段性震颤提示心律失常,结合心电图判断和处理	
	Tricuspid regurgitation		三尖瓣反流及速度,估算肺动脉压力		三尖瓣反流多为右心室过负荷引起的功能性反流,结合右心室表现可协助肺栓塞诊断	

续表

字母		扫查部位和切面	观察指标	正常	异常及可能诊断	备注
I	Inferior vena cava	剑突下下腔静脉长轴切面	下腔静脉塌陷或扩张，下腔静脉呼吸变异度	在距离右心房－下腔静脉交接点约2cm处测量。正常直径<2.1cm，自主呼吸患者其随呼吸的变异率>50%	扩张且不塌陷的下腔静脉结合心包积液可增加心脏压塞诊断正确率。下腔静脉塌陷提示有效血容量低	
R	Pleura effusion	双侧膈点	胸膜腔液性暗区，胸膜滑动征，A线，B线，肺点，平流层征，沙滩征	可见蝙蝠征，胸膜滑动征，可见A线，正常人B线可出现在下肺，每个视窗范围内B线不超过3条，M超下可见沙滩征	胸膜腔间液性暗区提示胸腔积液	
	Pulmonary water	双侧下BLUE点	胸膜滑动征，A线，B线，肺点，平流层征，沙滩征		B线增多，可呈肺火箭征	

续表

字母		扫查部位和切面	观察指标	正常	异常及可能诊断	备注
D	Deep venous thrombosis	腹股沟段股静脉，腘窝段腘静脉	静脉能否被压瘪	正常静脉可被探头完全压迫塌陷	探头压迫不能完全压瘪提示血栓存在	
	Dissection	腹腔干、肠系膜上动脉、肾动脉分支段腹主动脉	是否有内膜片和（或）瘤样扩张	正常腹主动脉为直径<3cm 无回声管腔	局限性扩张动脉直径>3cm，内膜片表现为无回声管腔内高回声结构	敏感性受发病部位、图像质量、操作者水平多种因素影响

(1) Tamponade/ Tension pneumothorax（填塞/张力性气胸）：确定有无心脏压塞/张力性气胸。

(2) Heart（心脏）：评估心脏结构及功能，详见SMART 原则。

(3) Inferior vena cava（下腔静脉）：评估下腔静脉内径及变异率。

(4) Respiratory system（呼吸系统）：评估呼吸系统。

(5) Deep venous thrombosis/Dissection（深静脉血栓/夹层）：检查有无下肢深静脉血栓/腹主动脉夹层。

心脏评估方面遵循 SMART 原则：

(1) Size（形态）：评估心脏大小，尤其是左心室和右心室的大小及比例，测量室壁厚度。

(2) Motivation（运动）：观察心肌运动，明确有无节段性或弥漫性室壁运动异常，评估心脏收缩功能。

(3) Aorta（主动脉）：左侧胸骨旁长轴切面观察主动脉根部内径、壁厚度、壁回声强度及运动状态，评价有无主动脉根部扩张及内膜剥离以判断有无致命性的主动脉疾病，包括主动脉夹层、主动脉瘤等。

(4) Rate/Rhythm（心律/节律）：观察有无心脏停搏、恶性心律失常及无脉电活动等节律及频率异常。

(5) Tricuspid regurgitation（TR，三尖瓣反流）：测量三尖瓣反流以评估右心室压力及负荷，判断有无肺动脉高压。

呼吸系统评估方面遵循 3P 原则：

(1) Pulmonary water：判断有无肺水肿。

(2) Pleura effusion：明确有无大量胸腔积液。

（3）Pneumothorax：判断有无张力性气胸。

2. 正常值参考范围　心腔大小及室壁厚度正常参考值见表6-4。

表6-4　心腔大小及室壁厚度正常参考值

<table>
<tr><td>升主动脉</td><td>20～37mm</td><td>右心室内径</td><td><30mm</td></tr>
<tr><td>主动脉根部</td><td>20～37mm</td><td>右心室厚度</td><td>3～5mm</td></tr>
<tr><td>主肺动脉内径</td><td>15～26mm</td><td>左心室后壁厚度</td><td>7～11mm</td></tr>
<tr><td>二尖瓣口面积</td><td>4～6cm²</td><td>左心室舒张末期内径</td><td>35～55mm</td></tr>
<tr><td>三尖瓣反流速度</td><td><2.7m/s</td><td>左心室收缩末期内径</td><td>25～40mm</td></tr>
<tr><td>左心房前后径</td><td>19～39mm</td><td>左心室内径缩短分数</td><td>25%～45%</td></tr>
<tr><td>室间隔厚度</td><td>7～11mm</td><td>左心室射血分数</td><td>50%～75%</td></tr>
<tr><td rowspan="2">心尖四腔心收缩期</td><td colspan="2">左心房上下径 29～52mm</td><td>右心房上下径 34～49mm</td></tr>
<tr><td colspan="2">左心房左右径 25～44mm</td><td>右心房左右径 25～43mm</td></tr>
<tr><td rowspan="2">心尖四腔心舒张期</td><td colspan="2">左心室上下径 63～84mm</td><td>右心室上下径 50～78mm</td></tr>
<tr><td colspan="2">左心室左右径 33～52mm</td><td>右心室左右径 25～40mm</td></tr>
</table>

3. 左室射血分数（LVEF）测量方法　左心室收缩功能能够协助判断休克是否由心脏原因引起，通常利用左室射血分数来表示。左室射血分数指每个心动周期从左心室泵出的血液（舒张末期容积–收缩末期容积）占左心室容积（舒张末期容积）的比例，正常值大于50%。测量射血分数的常用方法有：

（1）M模式：在不存在节段室壁运动异常时，设定左心室形状类似椭球体，左心室各部位室壁的运动均匀一致，此时可以认为左室基底段收缩功能可以反映整体左心室收缩功能。在PSLAX切面左心室基底段M型超声模式下分别测量左心室舒张末内径（LVIDd）和左心室收缩末内径（LVIDs），可以根据经验公式计算左心室的容积，得出左心室舒张末期和收缩末期容积，从而可以推算出左室射血分数。心脏检查软件包能自动计算出射血分数和每搏量，这种方法适用于不存在节段性室壁运动异常的情况。公式如下：

$$LVV = 7 \times D^3 \div (2.4 + D)$$

$$SV = EDV - ESV$$

$$EF = SV \div EDV \times 100\%$$

$$CO = SV \times HR$$

$$CI = CO \div BSA$$

其中，LVV（ml）为左心室容积，SV（ml）为心搏量，EDV（ml）为舒张末容积，ESV（ml）为收缩末容积，EF（%）为射血分数，CO（ml）为心排血量，HR（次/分）为心率，CI［ml/(min · m^2)］为心指数，BSA（m^2）为体表面积。

（2）Simpson 平面法：分为 Simpson 双平面法和 Simpson 单平面法，在此仅叙述单平面法，双平面法原理与单平面法相似。在心尖四腔心水平，分别描迹左心室舒张末和左心室收缩末期面积范围，将面积范围分割成 20 个等高的小圆柱体，分别计算每个小圆柱体容积，20 个圆柱体容积总和即左心室容积。心脏检查软件包能自动计算出射血分数和心搏量。此法常用于形态异常的左心室功能评估。公式如下：

$$SV = EDV - ESV$$

$$EF = SV / EDV \times 100\%$$

$$CO = SV \times HR$$

4. 心排血量（CO）的测量　除了左室射血分数，临床上通常也用心排血量表示心脏泵血功能情况，心排血量通常指的是每分心排血量，是指每分钟左心室泵出的血液的总量，正常范围是4.5～6.0L。用超声测量心排血量主要有三种计算方法，其中M超模式和Simpson法都可通过计算得出心排血量（见前述），第三种方法为利用脉冲多普勒方法，在胸骨旁左心长轴切面测量主动脉瓣口直径（D）和半径（$r=D/2$），利用公式算出瓣口面积（S），再通过心尖五腔心切面获得主动脉瓣口血流频谱，描迹速度-时间积分（VTI），二者乘积算出心搏量，再计算出心排血量。公式如下：

$$S=\pi r^2=\pi\times(D/2)^2$$

$$\mathrm{SV}=\pi\times(D/2)^2\times\mathrm{VTI}$$

5. 肺动脉压力估测方法　一般所说的肺动脉压是指肺动脉收缩压（PASP），存在三尖瓣反流时，$\mathrm{PASP}=4\mathrm{VTR}^2+\mathrm{RAP}$（VTR三尖瓣反流峰值流速，RAP右心房压）。RAP的估测：右心房大小正常，轻度三尖瓣反流，RAP约5mmHg；右心房轻度增大，中度三尖瓣反流，RAP约10mmHg；右房明显增大，重度三尖瓣反流，RAP约15mmHg。根据三尖瓣反流频谱峰值速度常高估肺动脉收缩压，当估测压力>40mmHg时，才认为存在肺动脉高压。

6. 右心功能评估　除测量右心大小、室壁厚度、三尖瓣反流外，可用右心室舒张末面积（RVEDA）/左心室舒张末面积（LVEDA）比值反映右心功能。正常心脏左心室大于右心室，床边超声心动图中，适合观察心脏左右心室比例的切面是胸骨旁长轴和短轴切面及心尖四腔切面。正常情况下，心尖四腔心切面RVEDA/LVEDA<0.6，如RVEDA/LVEDA>0.6提示右心室扩张，

RVEDA/LVEDA>1 即可认为右心室存在重度扩张。当右心室的压力进一步增加并超过左心室压力时，在胸骨旁短轴超声即可看到“D”字征。

7. 下腔静脉内径及呼吸变异度　剑突下下腔静脉长轴切面上，距下腔静脉汇入右心房口约 2cm 处测量下腔静脉宽度（如纵轴切面偏离，将导致测量不准确，可通过短轴切面测量），在此处也可获得随呼吸周期变化的 M 模式下的下腔静脉内径。自主呼吸患者，因呼吸致胸腔内压变化，下腔静脉在吸气时塌陷，呼气时充盈，而机械通气患者刚好相反。下腔静脉内径和呼吸变异度可用于评估中心静脉压、反应容量状态，吸气时下腔静脉内径<2.1cm 且变异度>50%，对应中心静脉压约 3mmHg（0～5mmHg）（可见于低血容量性休克和分布性休克），若吸气时内径>2.1cm 且变异度<50%，对应中心静脉压约 15mmHg（10～20mmHg 范围）（可见于心源性休克和梗阻性休克）。对于机械通气患者，下腔静脉的顺应性降低且更加扩张，但可通过动态监测其直径与液体反应性的相关性而获得重要临床信息。此外，通过观察临床复苏治疗后直径随呼吸的变化，可直接评估患者生理的实时变化。随着静脉液体输入，观察到下腔静脉直径由小变大、吸气时塌陷程度由大变小，提示中心静脉压增高及血容量增多。相反，心源性休克患者治疗后下腔静脉直径变小并且随呼吸塌陷增加，提示中心静脉压降低，心排血量改善。

（六）疾病超声表现

1. 心肺复苏　在心搏骤停时，应快速判断心脏运动情况（运动/不运动）、心室收缩程度（正常、轻度减弱、重度减弱、无运动）、右心扩张或心包积液是否存在，同时在复苏过程中实时记录。若发现心脏收缩，还应检查二尖瓣及主动脉瓣是否协调运动，若无协调运动，还需继续胸外按压以维持心排血量。

2. 急性肺栓塞　由于右心室总是要尽力维持肺动脉的前向血流，所以任何引起肺循环压力突然升高的因素都可以导致右心室急性扩张。急性右心功能不全常见原因是肺动脉主干的大面积肺栓塞。床边超声心动图可以观察到大面积肺栓塞引起肺动脉流出道的急性梗阻，从而引起右心室急性代偿性扩张。这个过程显示为右心室大小等于或大于左心室，RVEDA/LVEDA>0.6 提示右室扩张，RVEDA/LVEDA>1 即可认为右心室存在重度扩张。另外，当右心室的压力进一步增加并超过左心室，室间隔向左移位在胸骨旁短轴超声可看到“D”字征，也提示肺动脉压力增高。此外，应用床旁心脏超声可估测肺动脉压力（详见本章“肺动脉压力估测方法”）。比较罕见的是，有些心内血栓可以在心腔内漂动。急性肺栓塞导致的急性右心功能不全预后较差，所以必须对怀疑急性肺栓塞的患者立即进行血栓栓塞的评估和治疗。急诊医生还应该立即检查下肢静脉以发现是否存在深静脉血栓。

轻度的肺栓塞或者反复肺动脉栓塞导致肺动脉压力逐渐升高，上述因素不但可以使右心室扩张，而且还可以使右心室壁增厚或肥厚。这些机制可以使右心室收缩功能逐渐代偿适应肺循环压力升高。急性右心障碍和慢性右心障碍虽然都可以使右心室扩张，但急性右心功能不全时，右心室室壁不会立即增厚。

3. 心脏压塞　心包积液可以导致血流动力学紊乱，主要与积液产生的速度有关，而与积液的量相关性较小。心包积液使得心包腔内压力升高，甚至高于心房或者心室内的压力时，即会产生心脏压塞的表现。心包腔内过高的压力使得各腔室在心动周期的舒张期不能充分扩张，因此，在舒张期最容易识别心脏压塞。因右心克服的肺循环压力小于左心克服的体循环压力，故而在大多数心脏超声中心脏压塞多表现为右心受压。

在超声表现方面，首先在各个切面中注意心包腔内有无液体，少量积液可表现为心包腔内薄的束带样回声，大量心包积液可环绕心脏，游离的心包积液受重力作用更容易积聚于心包下后方。其次，探查心腔受压情况，主要表现为右心受压塌陷，尤其是在舒张期，右心房或右心室的舒张期塌陷征象可以表现为游离壁的轻度塌陷，也可表现为腔室完全受压而缩小。另外，下腔静脉也会因为心腔压力的升高而呈现扩张固定、呼吸变异度减小等表现。值得注意的是，并不是超声发现了心包积液合并心腔塌陷或下腔静脉扩张即可诊断为心脏压塞，其诊断关键在于评估其对血流动力学的影响。

在急诊临床中，合并急性气短、呼吸衰竭、低血压甚至休克的患者，急诊医生通过应用床旁心脏超声，可以很迅速地确诊心包积液及有无心脏压塞。在确诊心脏压塞后，应用超声引导下心包穿刺可以挽救患者生命。穿刺部位多位于距离心包积液最近且积液量最大处。

4. 主动脉夹层或主动脉瘤　主动脉夹层常根据撕裂的部位和夹层血肿波及的范围进行 Debakey 分型：Ⅰ型——撕裂口位于升主动脉，并累及升主动脉及降主动脉；Ⅱ型——撕裂口位于升主动脉，并局限于升主动脉；Ⅲ型——撕裂口位于降主动脉起始段，局限于胸段的为a亚型，夹层扩展至腹主动脉的为b亚型。

超声检测方法：常规检查心内结构、主动脉短轴，胸骨上窝切面检查主动脉升部、弓部及降部，剑突下及腹部纵横检查胸、腹主动脉，观察主动脉内径及夹层的宽度、长度、内膜形态、是否有附壁血栓等，还要行彩色多普勒检查真假腔内血流方向及流速。主要的超声表现为受累动脉节段常有不同程度的增宽，累及升主动脉时可见明显扩张或呈瘤样扩张；动脉管腔内可见平行于主动脉走行方向的漂浮内膜，并将主动脉管腔分为真假两腔，行彩色多普勒检查可见真腔内血流速度快而呈现鲜艳颜色，而假腔内血流速度相对较慢而呈现出较暗颜色，同时彩超有助于判断真假腔间相交通的血流信号。

5. 休克　是由于各种病因导致有效循环血量减少致组织灌流不足引起代谢和细胞受损的病理过程。根据病理生理可分为低血容量休克、心源性休克、梗阻性休克、分布性休克4种类型。具体各类型休克的超声表现及诊断详见图6-7。

（七）病　　例

病例1

1）病史：患者男，63岁。主诉：胸闷气短1周，加重伴低血压1天。既往史：肾病综合征1年，白蛋白22g/L。

2）超声描述一：心尖四腔心切面，提示右心负荷大，右心室扩张，右心室直径>4cm，RVEDA/LVEDA>0.6（McConnell sign），正常右心室内三尖瓣形状扭曲，左心室受压后舒张功能明显受限，考虑由于大面积肺栓塞所致（图6-8）。

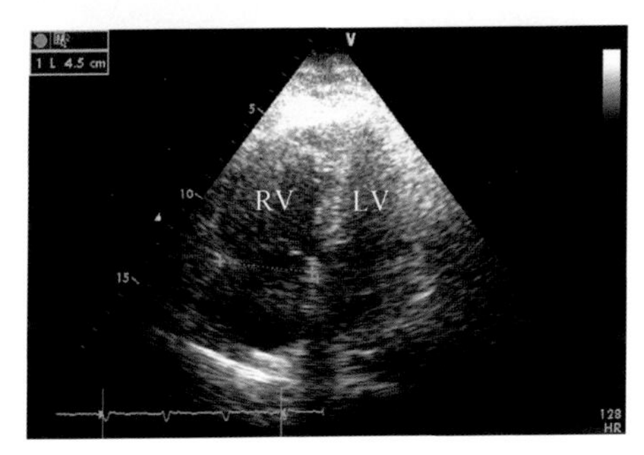

图6-8　心脏病例1超声图像（1）

RV，右心室；LV，左心室

超声描述二：胸骨旁左心室短轴切面，提示右心室内径明显大于左心室内径，室间隔反常运动，左心室心腔受压后表现为“D”字征，如继续评估下腔静脉可发现下腔静脉扩张，吸气变异度消失（图6-9）。

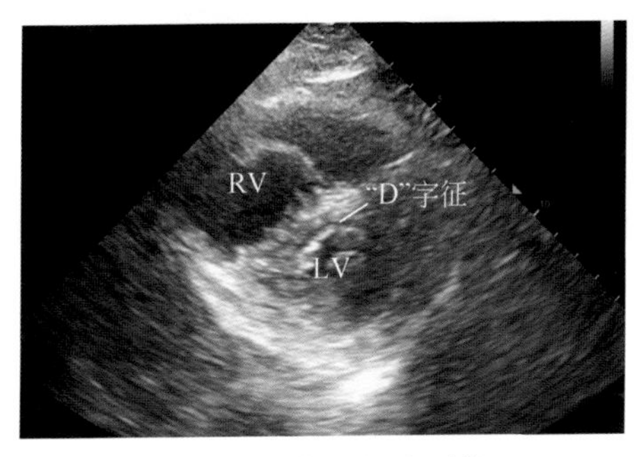

图6-9　心脏病例1超声图像（2）

RV，右心室；LV，左心室

超声描述三：心尖四腔心血流频谱提示三尖瓣反流，考虑由右心室扩张所致（图6-10）。

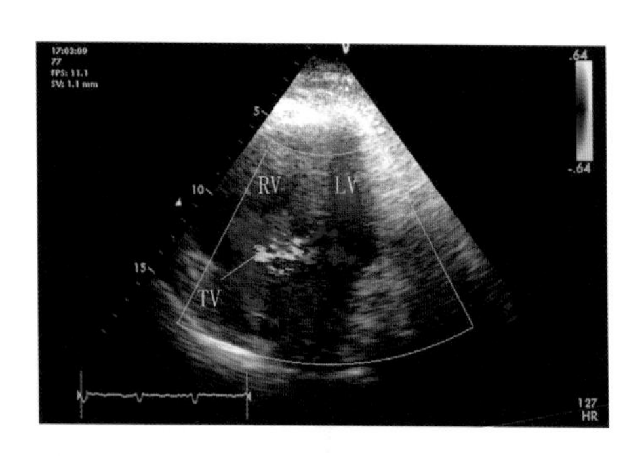

图 6-10　心脏病例 1 超声图像（3）

超声描述四：CTPA 可见肺动脉主干血栓导致大面积肺栓塞（图 6-11）。

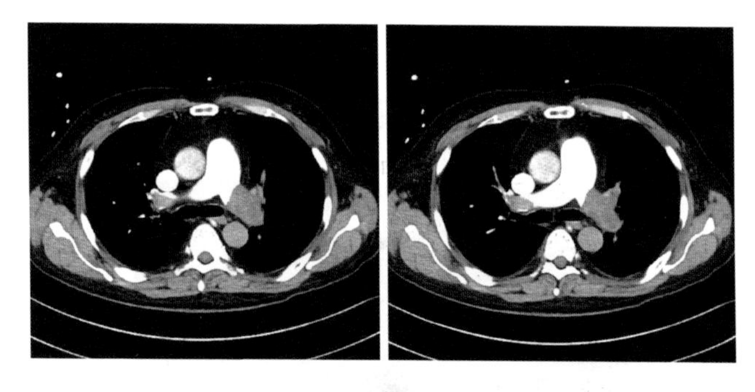

图 6-11　心脏病例 1CTPA

3）超声诊断：肺栓塞，右心增大。

病例 2

1）病史：患者男，73 岁。主诉：胸痛、憋喘 3 小时。既往史：高血压，糖尿病，下肢动脉狭窄支架术后。

2）超声描述：可见多发 B 线，提示肺水肿（图 6-12）。

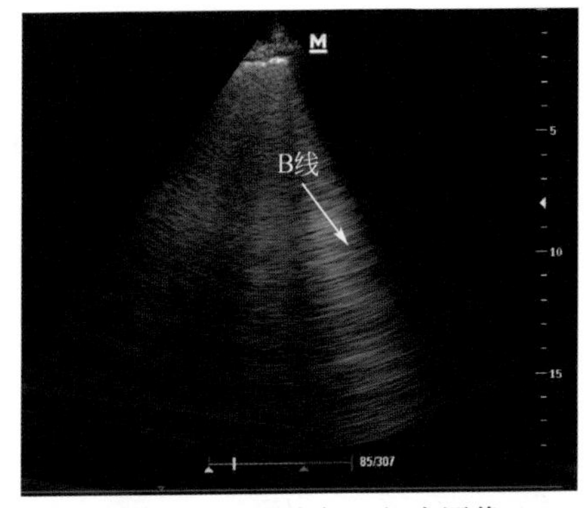

图 6-12　心脏病例 2 超声图像

3）超声诊断：肺水肿。

病例 3

1）病史：患者女，23 岁。主诉：孕 33^{+3} 周，间断气短 4 月，加重伴双下肢水肿 9 天。既往史：结缔组织病。

2）超声描述一：胸骨旁左室长轴切面，提示右心室显著扩张，室间隔受压凸向左心室。同时可见少量心包积液（图 6-13）。

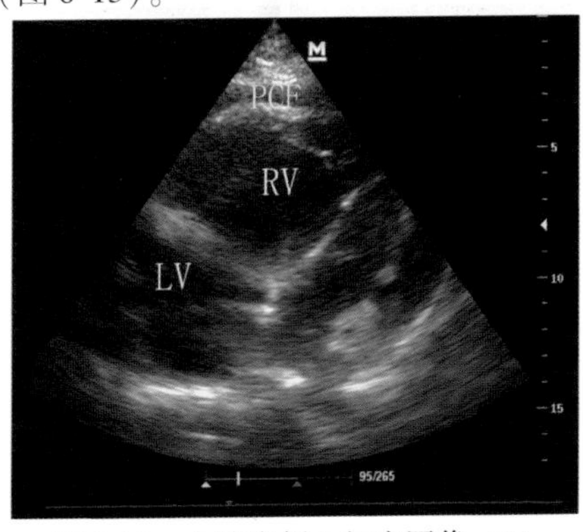

图 6-13　心脏病例 3 超声图像（1）

PCF，心包腔积液；RV，右心室；LV，左心室超声描述二：胸骨旁左室短轴切面，可见右心室明显大于左心室，室间隔反常运动，左室心腔受压后表现为“D”字征。同时可见少量心包积液（图 6-14）。

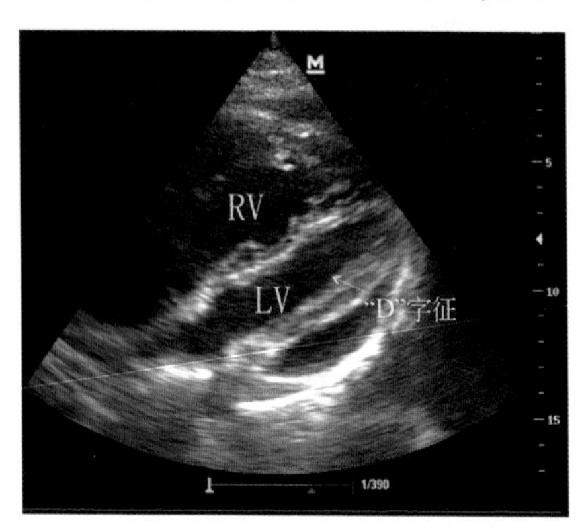

图 6-14　心脏病例 3 超声图像（2）

RV，右心室；LV，左心室

超声描述三：剑突下视窗提示下腔静脉增宽，约 2.9cm，呼吸变异度小于 50%（图 6-15）。

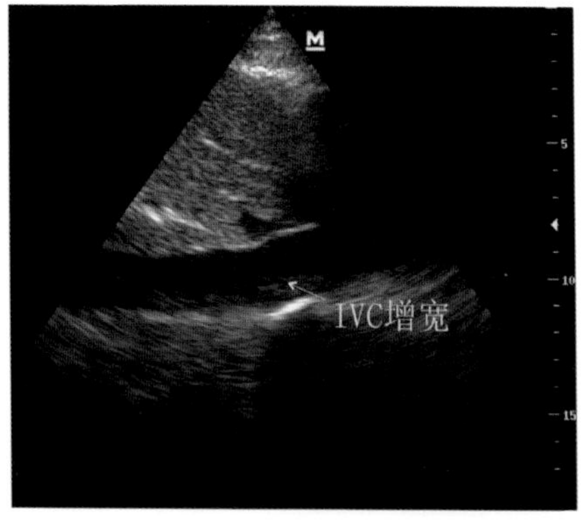

图 6-15　心脏病例 3 超声图像（3）

IVC，下腔静脉

3）超声诊断：右心增大，下腔静脉增宽，结合病史，考虑为肺动脉高压所致。

病例 4

1）病史：患者女，63 岁。主诉：憋气 6 天，加重 1 天。既往史：高血压。

2）超声描述一：心尖四腔心切面提示大量心包积液，深度大于 5cm（图 6-16）。

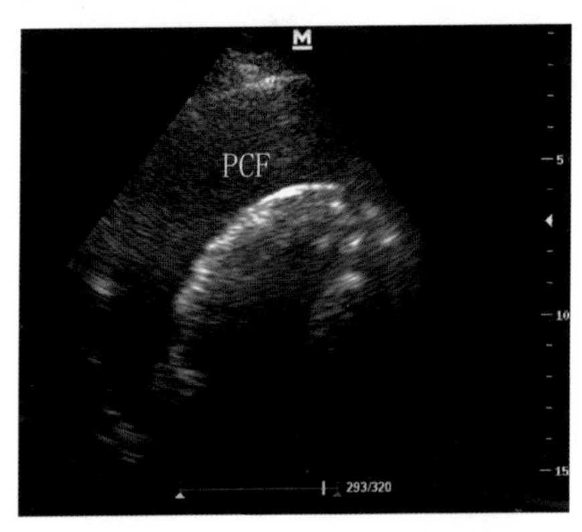

图 6-16　心脏病例 4 超声图像（1）

PCF，心包腔积液

超声描述二：剑突下四腔心切面可见大量心包积液，右室舒张功能受限（图 6-17）。

3）超声诊断：大量心包积液。

病例 5

1）病史：患者男，26 岁。主诉：突发胸痛伴晕厥 1 小时。既往史：马方综合征。

2）超声描述一：胸骨旁左室长轴切面提示主动脉根部异常增宽，直径大于 5cm（图 6-18）。

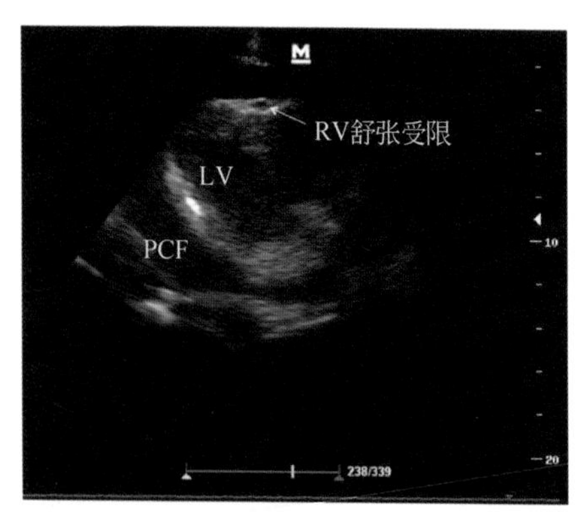

图 6-17 心脏病例 4 超声图像（2）

LV，左心室；PCF，心包腔积液

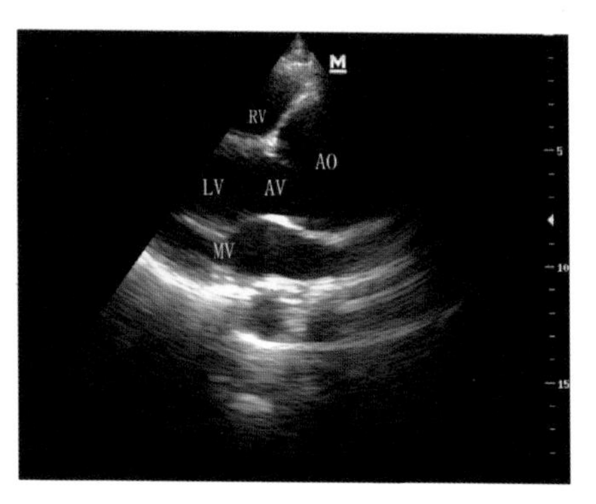

图 6-18 心脏病例 5 超声图像（1）

AV，主动脉瓣；AO，主动脉；MV，二尖瓣；RV，右心室；LV，左心室

超声描述二：胸骨旁左室长轴切面彩色多普勒提示主动脉瓣大量反流（图 6-19）。

超声描述三：胸骨旁左室长轴切面提示主动脉根部可见线样强回声随心搏摆动，考虑为主动脉撕脱内膜（图 6-20）。

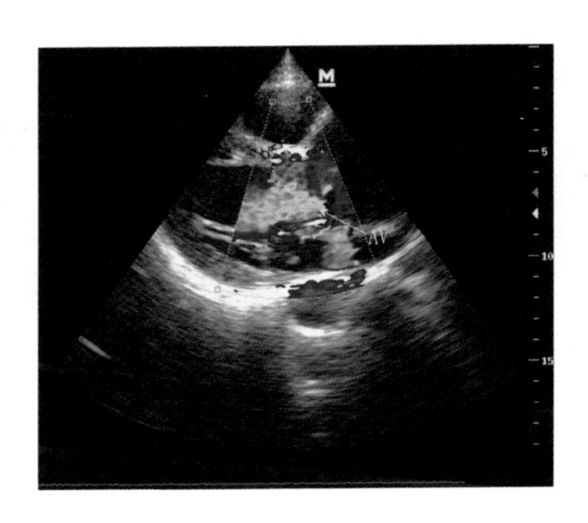

图6-19　心脏病例5超声图像（2）

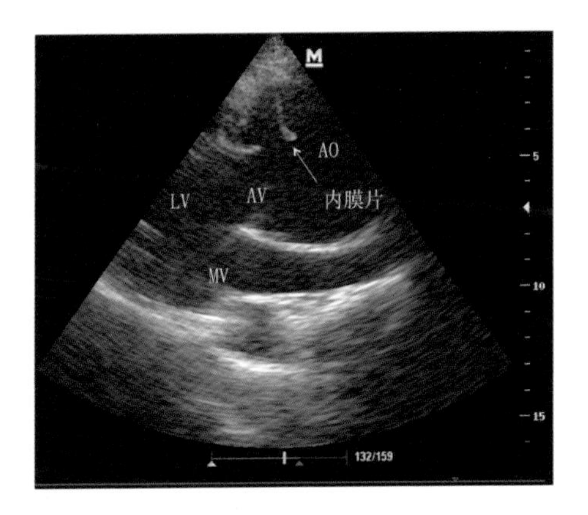

图6-20　心脏病例5超声图像（3）

LV，左心室；AV，主动脉瓣；AO，主动脉；MV，二尖瓣

超声描述四：主动脉CTA示主动脉夹层，Debakey Ⅰ型，真假腔之间多发交通，升主动脉根部瘤样扩张（图6-21）。

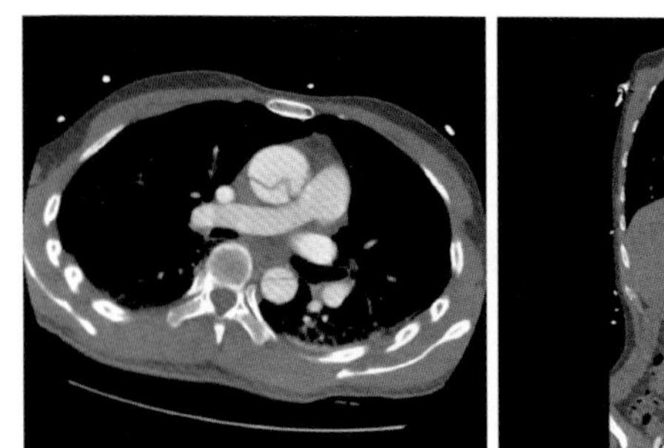
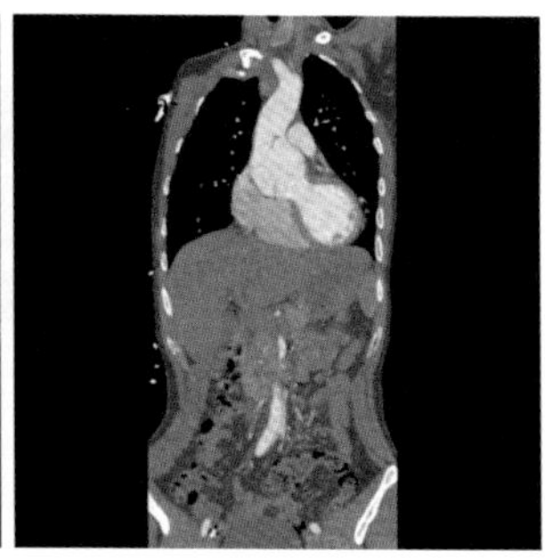

图 6-21　心脏病例 5 主动脉 CTA 图像

3）超声诊断：主动脉夹层。

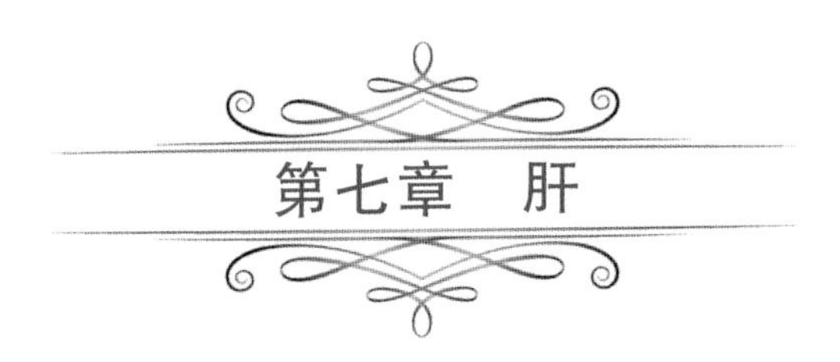

第七章　肝

（一）解　　剖

肝脏呈楔形，大部分位于右上腹，少部分肝左叶延伸至左上腹。体表定位肝上界一般位于第5或第6肋间，下界不超过肋弓下缘1cm。肝附于膈肌的一侧称为膈面，与之相对的一侧为脏面。膈面有镰状韧带附着，将肝分为左、右两叶。脏面有两条纵沟和一条横沟组成的H型结构，其中左纵沟由肝圆韧带和静脉韧带组成；右纵沟由胆囊和下腔静脉窝组成，三条肝静脉在下腔静脉窝处汇入下腔静脉，即第二肝门；横沟有门静脉、肝动脉和胆管通过，为第一肝门所在。

（二）检查关键点

（1）肝脏大小、形态是否正常。

（2）实质回声是否均匀，肝内管道是否扩张，走形是否正常。

（3）肝周是否有积液。

（三）仪 器

常用凸阵探头，频率为2.5～4.0MHz。

（四）扫查方法

于右肋间、肋缘下、剑突下进行横切、纵切、斜切各种切面扫查。

（五）测 量

（1）肝右叶最大斜径10～14cm。

（2）肝右叶前后径8～10cm。

（3）肝左叶长径≤9cm。

（4）肝左叶厚径≤6cm。

（六）超声扫描技巧

（1）检查时，探头应在被检查区做连续滑动扫查（即扇扫）。尽量避免点状跳跃检查，以影响观察效果，甚至漏诊。在同一肋间时，探头应做扫查方向上最大范围的摆动，取得不同方向上的各切面图像。

（2）在肋间扫查时，应嘱患者做缓慢呼吸运动。尤其在观察肝脏上缘时，应让患者呼气后屏气，此时肺叶体积最小，观察范围要比吸气后更加广泛，也更容易观察到靠近膈肌的小病变。

（3）结肠积气明显或肝硬化肝脏体积缩小患者，可嘱患者左侧卧位，自右腋中线第5肋间起扫查。

（4）肥胖患者腹壁较厚，可降低探头频率。

（5）如果检查时发现肝脏过小而脾脏过大应考虑内脏转位的可能。

（七）疾病超声表现

1. 肝破裂伤

（1）超声表现：①肝包膜下血肿，肝脏外形改变，出血处包膜隆起，肝包膜与肝实质之间可见梭形或形态不规则的低至无回声区，后方可见回声增强。时间较长的出血，于包膜下无回声区内可见中高回声团块或细小点状中高回声漂浮。②中央型破裂，血肿还未形成时，肝实质内可见边界不清的低回声区；血肿形成后，可见边缘清晰、形态欠规则的无回声区，后方回声增强，血肿内部可见条索样回声，有血块形成时呈中强回声，血肿周边可见血流信号。血肿机化后，肝内可见不规则的中高或高回声区（需结合临床与肝脏其他占位性病变鉴别）。③真性破裂，包膜连续性中断，包膜中断处可见不规则的条状无回声区延伸至肝实质内，内部回声不均匀，可见中高回声血凝块。肝周及腹盆腔内可见游离积液。

（2）病例

1）病史：患者男，24岁，车祸后2小时。

2）超声描述：肝右叶可见多个大小不等的低回声区，边界清晰，形态不规则，回声不均匀，周边可见血流信号。肝周可见游离积液（图 7-1）。

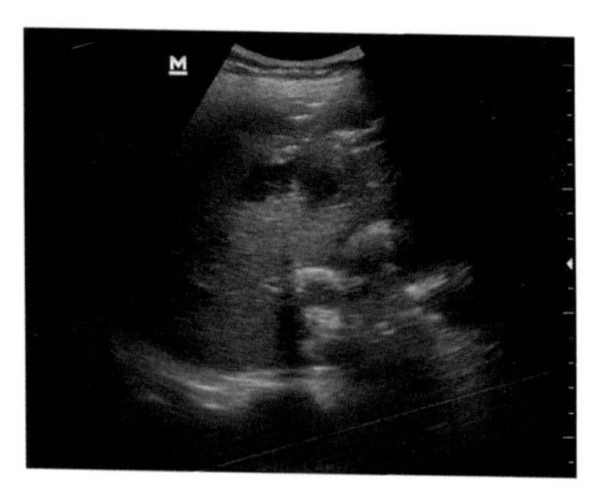

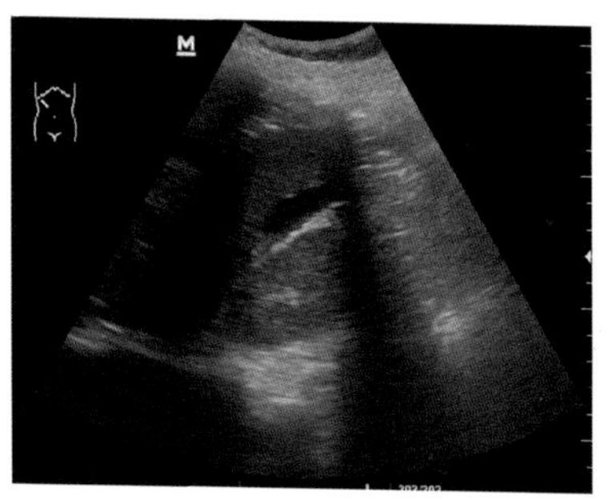

图 7-1 肝破裂伤病例超声图像

3）超声诊断：肝内多发异常回声，结合病史，考虑血肿。

2. 肝脓肿

（1）超声表现

早期病灶呈弥散性，呈边界不清晰的低回声区。后期病灶边缘清晰，形态不规则，内部呈低回声，病灶周边可出现声晕。脓肿形成后可见病灶内部由组织坏死、积气、组织碎屑组成的混合回声区，脓肿壁厚且不光滑。若脓肿转为慢性，内部可见伴有声影的钙化强回声。

(2) 病例

1) 病史：患者女，60岁，寒战、高热。体温39～40℃，肝区胀痛。白细胞明显升高。

2) 超声描述：肝右叶内可见一大小约72mm×65mm的异常回声区，边界清晰，类圆形，厚壁。内部可见无回声区，并可见细密点状中高回声，可随体位改变而移动（图7-2）。

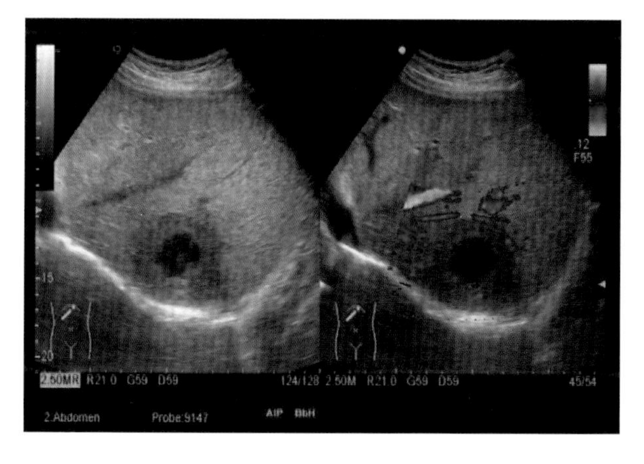

图7-2　肝脓肿病例超声图像

3) 超声诊断：肝右叶脓肿。

3. 急性肝炎　肝脏体积增大，形态饱满。肝实质颗粒回声稀疏减弱（黑肝），肝内管道管壁较正常肝实质相对清晰。胆囊体积减小，胆囊壁水肿增厚。脾脏体积正常或轻度肿大。

多数急性肝炎在超声图像上的表现不明显，需根据临床症状及实验室检查综合做出诊断。

（一）解　　剖

胆囊呈梨形，位于肝右叶下面的胆囊窝内。胆囊可分为底、体、颈三部分。底部多突出于肝的胆囊切迹之外，位置不固定，可以移动至右上腹的多个位置；底部向下延伸为体部，弹性较大；体部逐渐变细呈漏斗状连续于胆囊颈部。胆囊管与肝总管汇合成胆总管，胆总管位于门静脉前方，位置相对固定。

（二）检查关键点

（1）是否有胆囊结石。

（2）胆囊体积是否增大，张力是否明显。探头加压是否有 Murphy 征。

（3）胆囊壁是否增厚。

（4）胆总管是否扩张。

（5）胆囊窝是否有积液。

（三）仪　　器

根据患者胆囊深度的不同选用合适频率的探头，成人一般选用 3.5～5.0MHz 的扇形探头。聚焦定于合适深度，减低增益以免胆囊腔内发生混响伪像。

（四）扫查方法

患者一般取仰卧位。首先将探头纵向置于右肋缘下，并沿肋缘移动探头找到无回声的胆囊腔，此时旋转探头直至显示胆囊最长轴。若胆囊显示困难，可嘱患者深吸气后屏气，使胆囊下降至肋弓以下。如果仍然显示困难，可让患者取左侧卧位。接下来要对胆囊进行横纵向多层面扫查以免漏诊结石，尤其是胆囊颈部的 Hartman 袋，结石易嵌顿于此处。

清晰显示胆囊后还需探查胆总管，根据胆总管的位置，最佳探查体位为左后斜位（即躯体向左侧倾斜 45°）。嘱患者深吸气后屏气，探头加压沿胆总管长轴扫查。

最后如果需要评估是否存在急性胆囊炎，则需找到胆囊底部后探头加压，判断是否存在 Murphy 征阳性。这里要注意，探头加压处应位于肋弓以下，并在图像上看到胆囊底部有变形，以免误压肋骨出现疼痛造成误诊。

（五）测　量

胆囊前后径、胆囊前壁厚度及胆总管宽度是三个重要参数。

禁食后成人胆囊正常大小：长度 7～10cm；前后径 3～4cm；壁厚<3cm。

胆囊壁增厚提示有胆囊炎，但有许多其他因素也能导致胆囊壁增厚，故探查到胆囊壁增厚后还应结合临床方可做出胆囊炎的诊断。测量胆囊壁厚度时要选择前壁，这样可避免声波穿过胆囊后发生增强效应而掩盖胆囊后壁的轻度增厚，造成测量不准确。

成人胆总管内径：2～6mm 正常；7～8mm 需结合临床判断；>8mm 不正常。

测量时应取一侧胆总管内壁至对侧内壁的宽度。胆总管内径可因胆囊切除、曾患胆道梗阻或年龄较大等原因增宽。

（六）超声扫描技巧

扫描胆囊时的问题：

1. 肋骨声影遮挡

（1）调整探头的角度，从肋骨间扫查。

（2）嘱患者深吸气使膈肌下降，胆囊可降至肋缘下。

2. 未能探及胆囊

（1）嘱患者左侧卧位，使胆囊更贴近腹壁；若患者为坐位，则让其上身前倾。

（2）也可让患者俯身面向检查床，用手、膝关节支撑身体，借助重力作用使胆囊贴近腹壁。

（3）进食后胆囊会排空缩小，故在情况允许时可以在 1 小时后待胆囊充盈再行检查。

3. 未能探及胆总管

（1）嘱患者深吸气和（或）侧卧位。

（2）若存在胆囊结石，且超声 Murphy 征阳性，则已完成胆囊超声检查目的，并不需要花费时间继续寻找胆总管，看其是否扩张。

（3）用彩色多普勒帮助将肝动脉、门静脉与胆总管区分开。

4. 不能确定患者超声 Murphy 征是否阳性

（1）首先确定不是探头直接压在肋骨上引起的疼痛。

（2）让患者深吸气，看是否可以使胆囊底降至肋缘以下。

5. 如何确认胆囊内的是结石不是伪影

（1）增加探头频率。

（2）嘱患者改变体位，观察可疑物的位置是否随体位不同而改变。

（七）疾病超声表现

1. 胆囊结石

（1）超声表现

1）典型表现：胆囊腔内强回声光团；后方伴有声影（结石直径>3mm）；随体位改变而移动。

2）非典型表现：①胆囊结石充满型，胆囊窝处不能探及正常胆囊影像，取而代之出现一条弧形或条带状强回声后伴宽声影，胆囊下半部或后壁完全不显示。强回声的胆囊前壁包绕更强回声的结石，与结石后方的声影称为“囊壁-结石-声影三合征”（WES 征）。②胆囊颈部结石，结石嵌顿于胆囊颈部时，有时仅能见到胆囊体积增大或胆囊颈部的声影，这时就需要多角度多层面的探查，以免发生结石的漏诊。③泥沙样结石，胆囊腔内的强回声光点沉积于胆囊后壁，可见伴有声影的强回声光带随体位改变而移动变形。④附壁胆固醇结晶，附着于胆囊壁的单发或多发的强回声光点，后伴“彗星尾征”，位置不随体位变化而改变。

（2）病例

1）病史：患者男，50岁，自觉右上腹不适就诊。

2）超声描述：胆囊腔内可见强回声光团后伴声影，改变体位后可见此强回声光团移动（图8-1）。

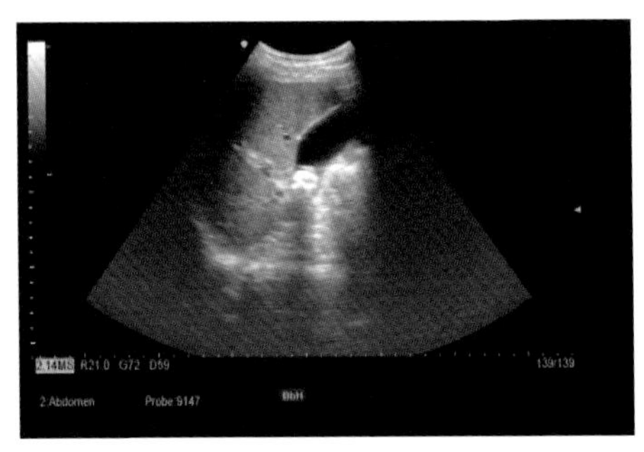

图8-1 胆囊结石病例超声图像

3）超声诊断：胆囊结石。

2. 急性胆囊炎

（1）超声表现

1）胆囊体积增大。胆囊大小变化范围很大，不应仅根据大于正常体积而做出诊断。要综合胆囊横径增大，张力增高，压缩性变差作为诊断依据。

2）胆囊壁毛糙、增厚、水肿：胆囊壁增厚>3mm，边缘毛糙，部分可见胆囊壁“分边”呈“双层或三层”影。有时可见胆囊壁局限性或偏心性增厚。重者胆囊壁穿孔，表现为胆囊壁局限性膨出或缺损（多见于胆囊底部或颈部），胆囊腔内积气，胆囊窝或肝周出现局限性液性暗区。

3）胆汁透声差：胆汁浑浊，腔内可见中低或中等回声光点沉积呈片状、絮状沉积，无声影，随体位改变而移动，胆囊后方的增强效应减弱或消失。

4）超声 Murphy 征阳性。

（2）病例

1）病史：患者男，49 岁，进餐后右上腹剧烈疼痛。体温 38.7℃。

2）超声描述：胆囊体积明显增大，显张力，胆囊壁毛糙增厚，胆汁透声差，可见中低及中等回声光点淤积。胆囊窝可见线样液性暗区（图 8-2）。

3）超声诊断：急性胆囊炎、胆汁淤积。

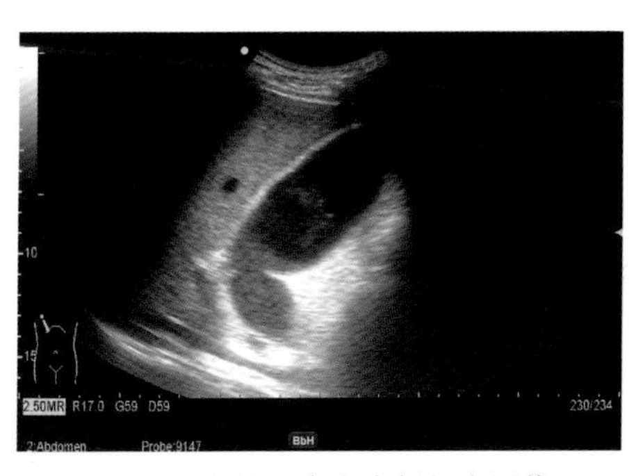

图 8-2　急性胆囊炎病例超声图像

3. *胆囊扭转*　超声表现：胆囊体积增大，横径与长径相近；胆囊位置表浅、下垂，离开胆囊窝游离于肋缘下；胆囊颈部拉长呈锥形，并可见多条杂乱线形回声汇聚。超声 Murphy 征阳性。

4. 胆总管结石

(1) 超声表现

1) 胆总管扩张，若结石完全嵌顿可伴有胆囊体积增大和肝内胆管扩张。

2) 扩张的胆总管内可见与胆总管壁界线清晰的强回声光团，后伴声影。

3) 结石位于胆总管下段时，位置较深并受十二指肠气体干扰，往往显示困难。可嘱患者饮水后右侧卧位、仰卧位，探头加压并适度改变体位以增加结石检出率。

(2) 病例

1) 病史：患者女，43 岁，突发右上腹疼痛、恶心、呕吐，体温 38.6℃。查体 Murphy 征阳性。

2) 超声描述：胆囊体积增大，壁毛糙增厚，胆汁透声可，腔内未见明显异常回声。胆总管上段扩张，腔内可见一强回声光团伴声影，位置不随体位变化而改变（图 8-3）。

3) 超声诊断：急性胆囊炎、胆总管上段结石嵌顿。

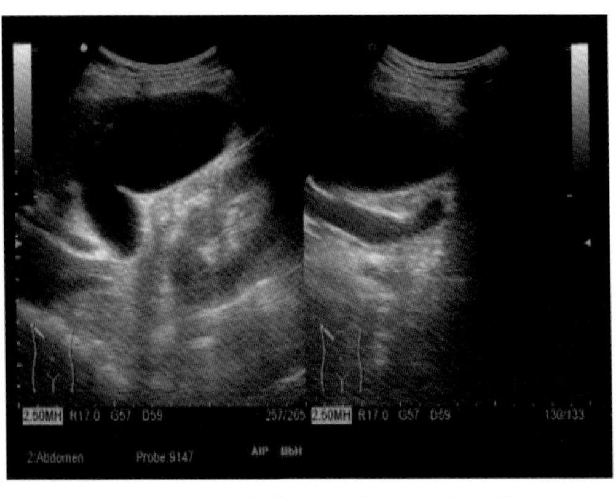

图 8-3 胆总管结石病例超声图像

（八）临床诊断流程

胆囊疾病临床诊断流程见图 8-4。

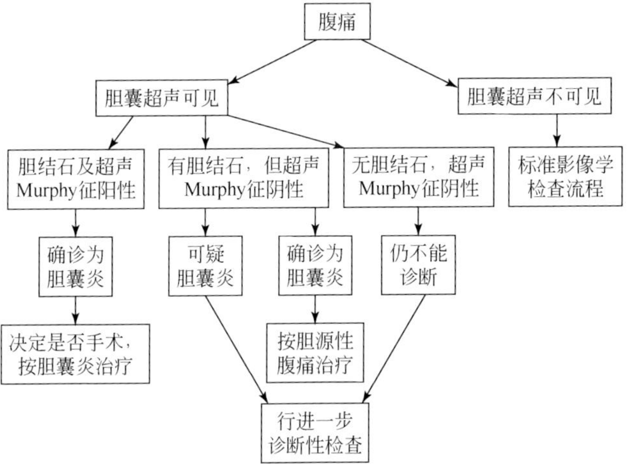

图 8-4 胆囊疾病临床诊断流程

第九章 胰 腺

（一）解 剖

胰腺位于腹膜后，分为头、颈、体、尾四个部分。胰头位于正中线右侧，被十二指肠降部和横部包绕；胰颈部狭窄，与头部共同位于下腔静脉前方；胰体部始于正中线左侧，位于腹主动脉前方；胰体向左上方走行延伸为胰尾，抵达脾门。

（二）检查关键点

（1）胰腺形态、大小是否正常，边界是否清晰。

（2）胰腺回声是否均匀，胰周有无积液，有无破裂或囊性病变。

（3）主胰管是否扩张，有无主胰管结石。

（三）仪 器

根据胰腺深度选择相应频率，常选用3.5MHz探头，以凸阵探头效果最佳。体型瘦弱患者可选用

5.0MHz 探头。

(四) 扫查方法

患者可取仰卧位、侧卧位、坐位、立位。探头置于剑突和脐之间，在上腹正中线水平将探头向左上倾斜与水平成10°~30°夹角，或沿右肾门至脾门的连线扫查，可获取胰腺长轴切面。胰腺周围血管可作为识别胰腺的标志：背侧为下腔静脉、腹主动脉、肠系膜上动/静脉、脾静脉，其中以脾静脉最为重要。

不同患者胰腺形态差异较大，且胰腺走形向左上腹倾斜，做一次横切面扫查很难显示头至尾整个长轴，故要随胰腺长轴走行移动探头做多角度扫查。

(五) 测 量

成人胰腺前后径超声测量最大值：胰头<30mm；胰颈<22mm；胰体<28mm；胰尾<28mm；主胰管：胰体部≤2mm，胰头颈部≤3mm。

胰腺个体差异较大，且受探头方向及呼吸的影响，测量时不应局限于上述数据，应重视观察胰腺整体形态和回声的变化。

(六) 超声扫描技巧

(1) 尽可能更多地用肝脏作为声窗。

(2) 仰卧位深吸气状态，通过肝脏及充盈的胃部观察胰头、体部。

（3）在左第8～9肋间以脾脏作为声窗，在脾门脾静脉旁观察胰尾。

（4）胰腺位置较深时，探头可加压扫查，能推挤胰腺周围气体并使胰腺与体表距离缩短，有助于提高胰腺的显示率和清晰度。

（5）对于体型较胖或显像不理想患者，可嘱患者饮水500～600ml后在坐位和右侧卧位下检查（疑为急性重症胰腺炎及外伤患者慎用）。

（七）疾病超声表现

1. 急性胰腺炎

（1）超声表现

1）水肿型：①胰腺弥漫性肿大，形态饱满膨出，轮廓尚清晰。②胰腺回声减低，水肿严重者胰腺可接近于无回声。③胰周及腹腔内出现游离积液。④肿大的胰腺使周围血管受压变形。

2）出血坏死型：①胰腺肿大，形态不规则，轮廓模糊，边界不清。②胰腺实质回声非均匀性增强，不均匀粗大斑点状强回声弥漫分布；或内部混有片状低回声区或无回声区。③胰腺外周包绕低回声带（重要间接征象）。④假性囊肿、腹水等其他间接征象。

（2）病例1

1）病史：患者男，40岁，上腹疼痛3天，加重伴剧烈疼痛5小时。

2）超声描述：胰腺轮廓不清，外形不规则，回声减低且不均匀。胰尾部可见局限性无回声区（图9-1）。

3）超声诊断：急性胰腺炎、胰周积液。

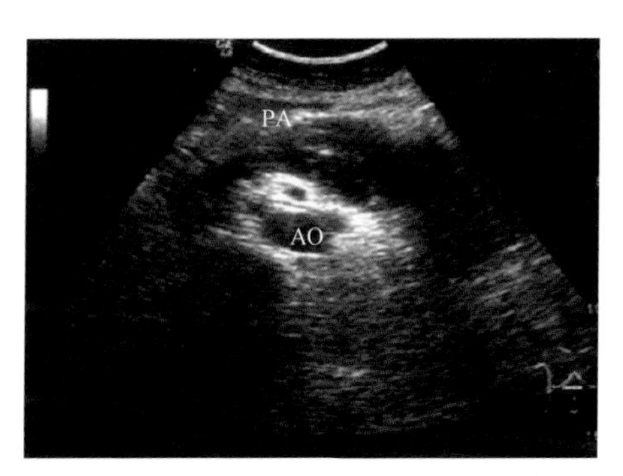

图 9-1 急性胰腺炎病例 1 超声图像

（3）病例 2

1）病史：患者男，60 岁，剧烈腹痛 4 小时。

2）超声描述：胰腺弥漫性增大，形态不规则，实质回声增强且不均匀，胰颈前方可见少量无回声区（图9-2）。

3）超声诊断：急性胰腺炎、胰周积液。

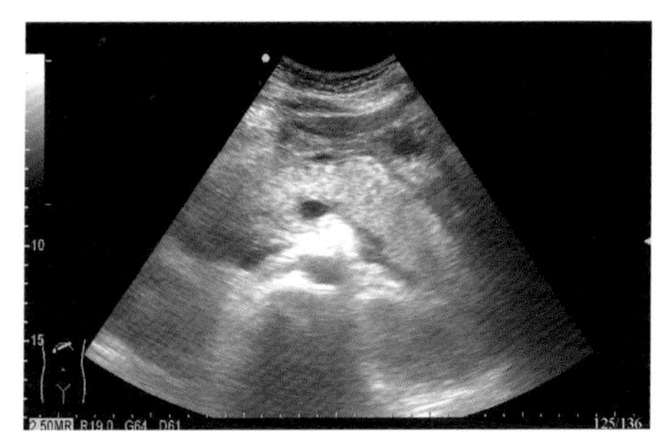

图 9-2 急性胰腺炎病例 2 超声图像

2. 胰腺外伤

超声表现

1）胰腺挫伤：①胰腺形态完整。②胰腺回声不均匀，内可见灶性低回声区、斑片样强回声或中强回声，边界不清，形态不规则。③胰周多无积液。

2）胰腺撕裂伤：①胰腺形态不完整。②胰腺区可见低回声、强回声或不规则无回声区，向胰腺以外延伸。③胰周可见局限性无回声区。

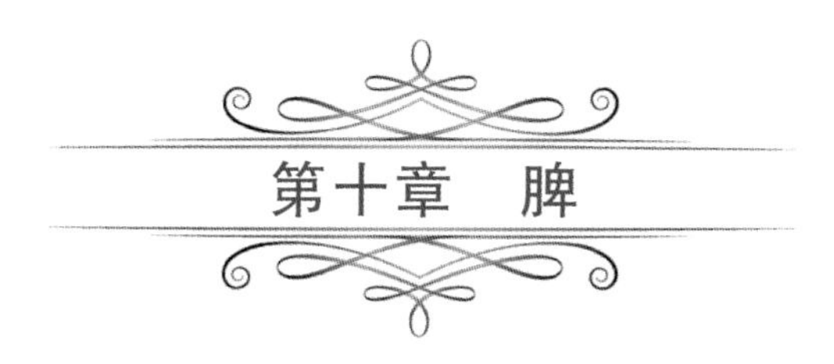

第十章　脾

（一）解　　剖

脾脏位于左季肋区后外侧，处于9～11肋腋前线至腋后线之间，形似蚕豆。脾外侧面为膈面，贴于膈肌下方；内侧面与胃底及胃体贴近。后部与左肾及左肾上腺相邻；下部接近结肠脾曲；中部为脾门，略向内凹陷，有血管及神经出入。脾位置易受胸膜腔内压、腹内压及膈肌位置的影响。

（二）检查关键点

（1）脾脏膈面是否显示清晰。

（2）形态、大小是否正常。

（3）回声是否均匀。

（4）脾周是否有积液。

（三）仪　　器

线阵、凸阵探头均可应用，以凸阵探头最佳。探测频率为3～5MHz。

(四) 扫查方法

最常用的体位是右侧卧位或右前斜位。探头置于腋前线与腋后线间9～11肋间逐一扫查。于脾门处找到脾静脉后，侧动探头获得脾的最大长径及厚径。

仰卧位扫查时，将探头置于左侧腋中线与腋后线之间做冠状扫查，并调整探头使声束向腹侧倾斜，可显示脾门及脾的完整轮廓。此扫查方法在观察脾的同时也有利于观察是否存在左胸腔积液及膈下积液。

(五) 测量

脾厚：3～4cm。

脾长：8～10cm。

(六) 超声扫描技巧

若急诊患者体位不能配合，只能仰卧时，脾脏膈面可能因肺气干扰而显示不清，这时可嘱患者深呼气后屏住呼吸以减少肺气干扰。

(七) 疾病超声表现

1. 脾破裂伤

(1) 超声表现

1）真性破裂：可见脾包膜连续性中断，局部回声模糊。实质内可见形态不规则的不均匀低回声区。严重者可见脾正常形态消失，边缘模糊不清，内部回声杂乱。脾周或腹腔内可见游离积液。

2）中央型破裂：脾脏体积增大，局部回声不均匀，可出现不规则的回声增强或减低区。若血肿形成，实质内可见不规则无回声区。病程长者可见假性囊肿形成。

3）包膜下破裂：脾脏体积增大，形态改变，脾外周可见形态不规则的低回声区或无回声区，呈月牙形，外周包膜隆起，后方回声增强。

（2）病例

1）病史：患者男，40岁，车祸外伤后0.5小时。

2）超声描述：脾脏增大，实质回声不均匀，中极可见一大小约46mm×42mm的不均匀低回声区，边界清晰，形态不规则，内部可见少许不规则无回声区。其外侧膈面回声不规则，包膜不连续，脾周可见游离液性暗区（图10-1）。

3）超声诊断：脾破裂、脾周积液。

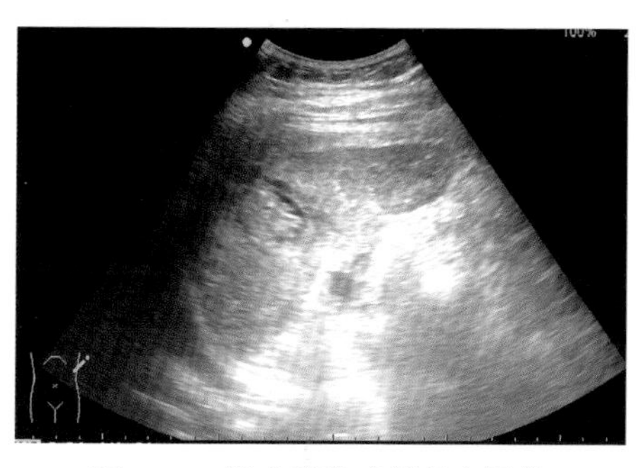

图10-1　脾破裂伤病例超声图像

2. 脾梗死

(1) 超声表现：病变常发生于前缘，常为单发，也可多发。可见脾实质内出现楔形或不规则的低回声区，基底较宽，尖端指向脾门。彩色多普勒可见梗死区无血流信号。部分患者脾可增大或变形。

(2) 病例

1) 病史：患者男，53岁，再生障碍性贫血7年，突发左季肋部疼痛1小时，向左肩部放射。体温38.2℃。

2) 超声描述：脾脏回声不均匀，膈面包膜下可见一宽基底楔形低回声区，边界清晰，形态欠规则，尖端指向脾门，未见明显血流信号（图10-2）。

3) 超声诊断：结合病史考虑脾梗死。

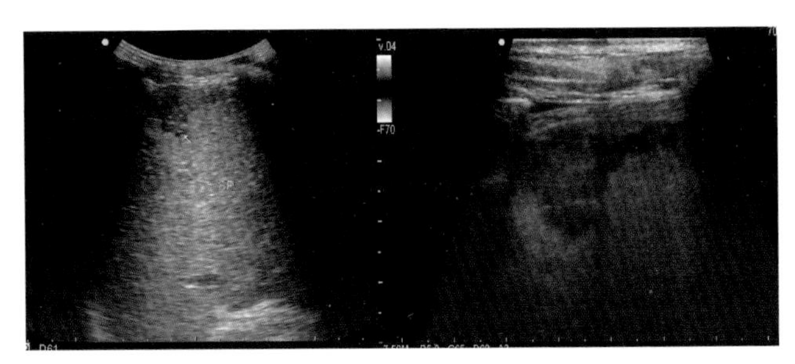

图10-2 脾梗死病例超声图像

3. 脾脓肿

(1) 超声表现：脾体积增大，增大程度与脓肿范围及脓肿数量成正比。早期可见单发或多发的类圆形或不规则的高回声区或回声减低区。随病情进展，脓肿液化发展为内缘不齐的厚壁无回声区，内可见有流动感的点状或斑片状回声。

（2）病例

1）病史：患者女，60岁，左上腹痛，体温39.2℃，白细胞增高。

2）超声描述：脾脏体积增大，形体不规则，实质回声不均匀，中极可见一低回声区，边界清，形态不规则，内部回声不均匀，内未见明显血流信号，其周边脾实质回声不均匀，外侧脾包膜中断（图10-3）。

3）超声诊断：结合临床考虑脾脓肿破裂。

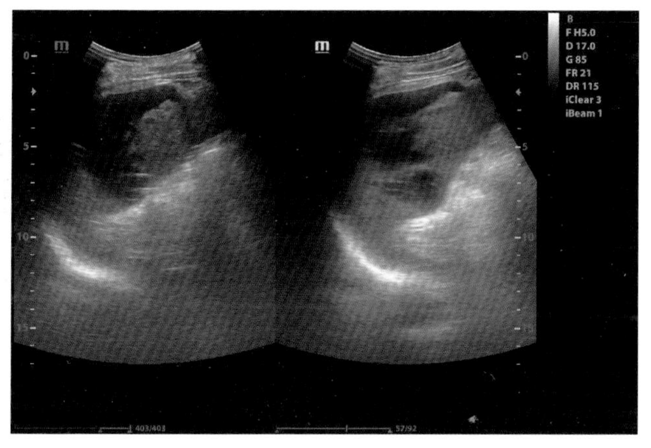

图10-3　脾脓肿病例超声图像

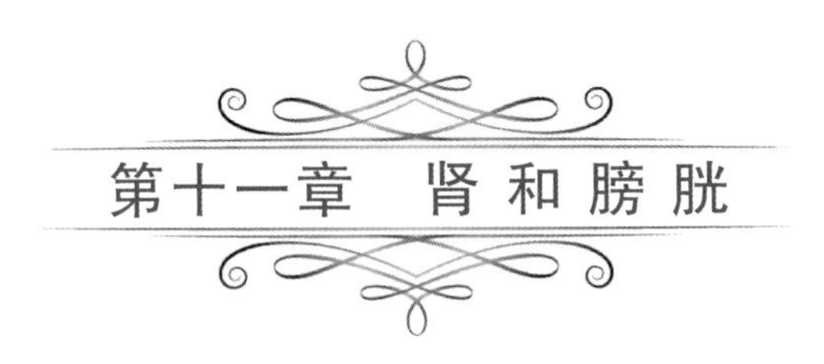

第十一章　肾和膀胱

（一）解　　剖

肾脏位于脊柱两旁的腹膜后间隙内，上极约平第12胸椎，下极平第2～3腰椎，位置随呼吸运动而上下略有移动。肾皮质和肾髓质共同组成肾实质，肾实质位于外层，由肾小球和肾小管曲部组成；肾髓质位于内层，形似圆锥结构，亦称肾锥体，由肾小管和集合管组成，锥体的底部朝向肾皮质，尖端形似乳头伸向肾小盏，称为肾乳头。肾皮质向肾锥体之间突入的部分称为肾柱。2～3个肾小盏汇合成肾大盏，再由肾大盏集合成肾盂，出肾门后移行成输尿管。

输尿管上起自肾门，下终于膀胱三角区的输尿管开口。髂动脉之上的部分称为输尿管上段，髂动脉之下进入盆腔的部分称为中段，末端穿膀胱壁进入膀胱三角区的部分称为下段。输尿管有三个狭窄，分别为肾盂移行为输尿管处、跨越髂总动脉小骨盆入口处和膀胱壁内段。

膀胱为空腔器官，其位置、形态、体积、壁的薄厚随充盈程度的不同而改变。膀胱位于小骨盆腔前方，空虚时呈锥体形，其尖不超出耻骨联合上缘平面。后方与直肠（男性）、阴道（女性）毗邻。膀胱底部呈三角形，为输尿管开口，此部分无黏膜下层，为肿瘤好发部位。

（二）检查关键点

（1）是否有肾积水。

（2）是否有尿潴留。

（三）仪　　器

通常选用3.0～5.0MHz凸阵探头，对消瘦者或婴幼儿可选用5.0～12.0MHz高频线阵探头。

（四）扫查方法

肾脏超声不需要患者进行特殊准备，若需要同时行全腹超声最好在空腹状态进行，若需要同时查看输尿管和膀胱情况，则需要憋尿后进行。已导尿的患者拟进行膀胱超声检查时，需要提前夹闭导尿管。

根据不同需要，在检查过程中需要患者变换体位：仰卧位、俯卧位、侧卧位、斜卧位、直立位等；此外，也可能因病情严重仅能维持一个恒定体位完成检查。

为了避免遗漏，通常按照一定的顺序检查：先纵向摆放探头，由外向内，观察肾外、中、内矢状位切面情况；其后在同一位置横向摆放探头，由上至下，检查肾上极、肾门、肾下极等冠状位切面情况。

检查过程中由于肋骨、肠气的阻挡和干扰，可导致某部分肾组织结构无法清楚显示，可通过配合患者的呼吸运动、调整患者体位、调整探头位置或方向等方式进行检查。

(五) 测　　量

1. 肾

(1) 长 (L)：9～12cm。

(2) 宽 (肾门水平，W)：4～5cm。

(3) 厚 (D)：5～7cm。

(4) 体积：$L \times W \times D \times 0.49$。

(5) 肾皮质厚度：约1cm (从肾锥体底部到肾被膜的距离)。

(6) 回声：肾皮质中等强度回声，较正常肝脏组织回声低；肾髓质高回声；肾锥体为三角形的低回声区域。

2. 膀胱

(1) 扩张的膀胱为薄壁无回声结构。

(2) 左右径为3～6cm。

(3) 多普勒超声可见尿液喷入膀胱。

(六) 鉴别技巧

1. 肾椎体和肾积水的鉴别　肾锥体为低回声，通常位于肾皮质下方；肾集合系统为强回声，在正常情况下是闭合的。肾锥体有形态完整的锥体结构，锥体之间可与周围组织相对独立；肾积水则表现为与肾盂相连续的肾盏结构，且每个相邻的扩张肾盏均通过肾盂相互连通。

2. 肾囊肿和肾积水的鉴别　肾囊肿通常位于肾皮质或肾实质周边，壁光滑且轮廓封闭，不与肾盂或集合系统相通。

3. 肾积水假阳性　怀孕患者或者尿潴留患者可能会出现肾集合系统扩张，这种肾积水可在输尿管压迫解除或膀胱排空后消失。

4. 肾积水假阴性　重度脱水的患者可能出现症状时即存在尿路梗阻但无肾积水的假阴性表现，如果临床还是考虑尿路梗阻，可在补液后复查肾脏超声。

（七）肾积水的分级

1. 轻度　肾脏外形大小多无改变，肾实质厚度及回声正常，肾盏无明显扩张，集合系统分离 2 ~ 3cm（图 11-1）。

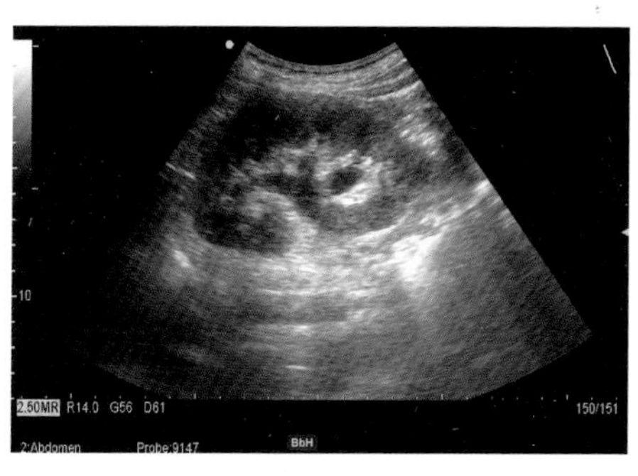

图 11-1　轻度肾积水超声图像

2. 中度　肾脏形态饱满，体积轻度增大，实质轻度变薄，肾柱显示欠清晰，肾盂肾盏均明显扩张，集合系统分离 3～4cm（图 11-2）。

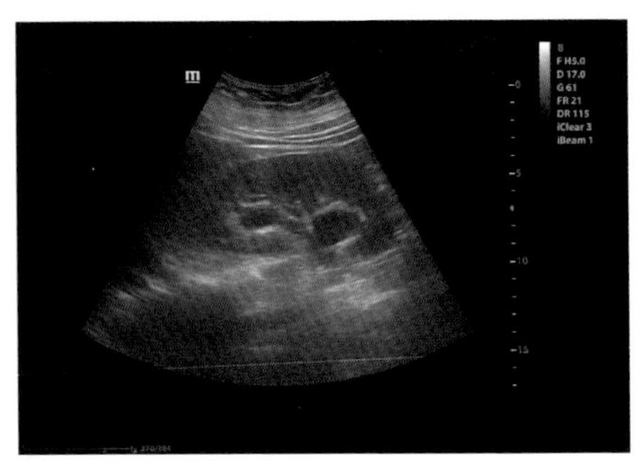

图 11-2　中度肾积水超声图像

3. 重度　肾脏体积增大，形态失常，实质明显变薄或结构不清。整个肾区表现为一巨大无回声区，内可见受压呈线状分隔的肾柱回声。各无回声区相互连通，肾脏呈调色碟样改变（图 11-3）。

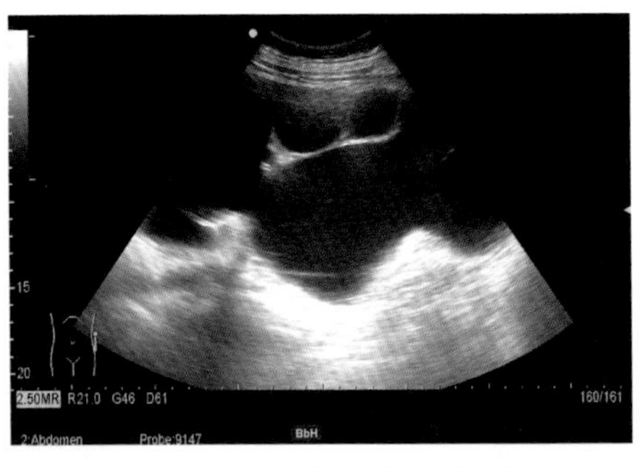

图 11-3　重度肾积水超声图像

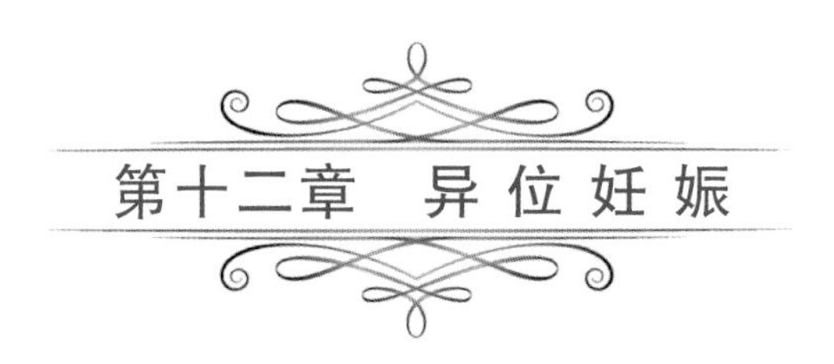

第十二章 异位妊娠

（一）解　剖

子宫位于盆腔中央，呈倒梨形，分为底、体、颈三部分。子宫壁由外至内分别由浆膜层、肌层及内膜层构成。

卵巢位于盆腔上部，呈扁圆形。卵巢分为皮质和髓质两部分，皮质内有大量的始基卵泡；髓质主要由疏松结缔组织构成，内部主要为动、静脉及平滑肌纤维。

输卵管自两侧宫角发出至左右卵巢，分为间质部、峡部、壶腹部、漏斗部。峡部为异位妊娠的好发部位。

（二）检查关键点

（1）孕囊位置（宫内/宫外），是否有卵黄囊，胎芽或胎心。

（2）盆腔内是否有异常包块。

（3）是否有腹/盆腔积液。

（三）仪　器

经腹检查一般选用 3.5 ~ 5.0MHz 凸阵探头。经阴道检查选用5.0～7.0MHz探头。

(四) 检查方法

经腹超声需使膀胱适度充盈后检查。患者平卧位，于子宫及双侧附件区行多方位扫查。

经阴道超声将探头放入阴道后紧贴穹隆或宫颈，旋转探头进行盆腔器官的全方位扫查。

疑有异位妊娠时可联合应用经腹和经阴道超声检查。

(五) 测　　量

成年女性子宫大小：长7～8cm；宽4～5cm；厚2～3cm。

成年女性卵巢大小：长2.5～4cm；宽1.5～3cm；厚0.6～1.5cm。

成年女性输卵管：长8～14cm；峡部内径2～3cm。

(六) 疾病超声表现

(1) 子宫内膜增厚，宫腔内无胎囊。

(2) 附件区可见混合回声包块。未破裂时，可在附件区探及孕囊回声，若见胎芽及胎心则可做出明确诊断。破裂后，附件区包块可依破裂时间长短呈现不均匀中低回声或不均匀中强回声。

(3) 盆腔、腹腔积液。

（七）病 例

1）病史：患者女，26岁，平日月经规律。停经45天，突发右下腹疼痛3小时就诊。

2）查体：子宫丰满、质中，右附件区压痛（+）。血β-HCG 3800mIU/ml。

3）超声描述：子宫体积增大，宫壁回声均匀，内膜厚16mm，宫腔内未见明显妊娠囊回声。

右附件区可探及一不均匀回声包块，其内可见一16mm×14mm类圆形厚壁无回声区，内未见明显胎芽及卵黄囊样回声。子宫直肠窝可见范围约50mm×45mm游离无回声区（图12-1）。

4）超声诊断：右附件区混合回声包块（考虑异位妊娠）、盆腔积液。

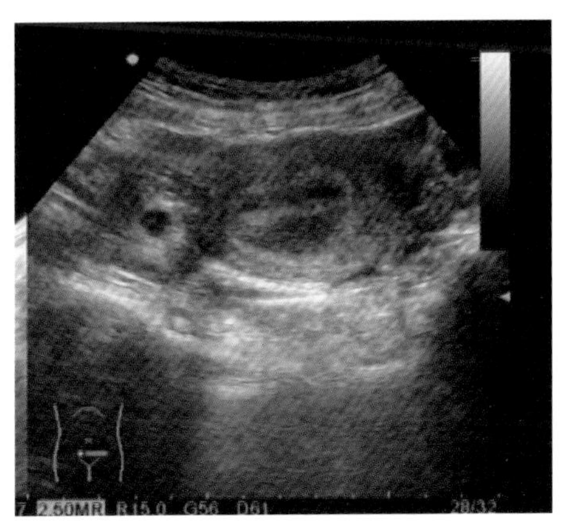

图12-1 异位妊娠病例超声图像

（八）鉴别诊断

1. 黄体破裂　患者出现腹痛，附件区可见不均匀低回声包块，腹/盆腔内可见大量积液，但无停经史，血 HCG 阴性，且包块一般位于卵巢内。

2. 宫内孕　宫内妊娠早期经腹超声检查子宫时宫腔内可无孕囊回声，经阴道超声检查未见异位孕囊后也不应马上排除异位妊娠，应定期复查并结合血 HCG 动态变化做出诊断。

3. 假胎囊　异位妊娠宫腔内有时可见假胎囊（薄壁、位置居中且形状多不规则的无回声区），此时不要误认为是宫内孕或宫腔积液。

（九）超声与血 β-HCG 关系

1. β-HCG<1500mIU/ml　超声不能显示孕囊。妊娠妇女 48 小时内连续测定 β-HCG 值应加倍。β-HCG 水平低并不能排除异位妊娠。

2. β-HCG>1500mIU/ml　95% 的妊娠妇女可以经阴道超声探及宫内孕囊。若 β-HCG>1500mIU/ml 时未见宫内孕囊，则可疑异位妊娠。

3. β-HCG>3500mIU/ml　β-HCG 为 3500～6500mIU/ml 可见异位孕囊，提示异位妊娠。

4. β-HCG>6000mIU/ml　若 β-HCG>6000mIU/ml 却未见宫内孕囊，则强烈怀疑异位妊娠。

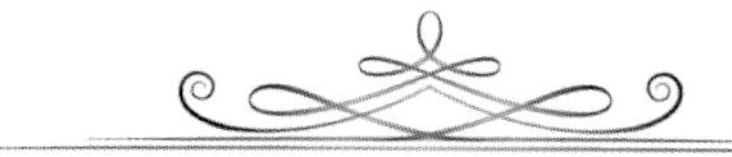

第十三章 扩展创伤超声重点评估流程

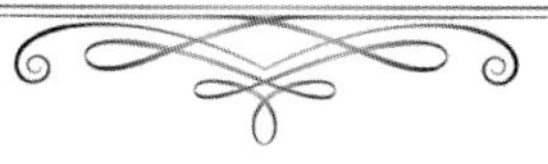

（一）解　　剖

患者仰卧位时，腹腔可分为若干个相通的区域。积液的位置取决于出血部位和患者体位。

右结肠旁沟从肝肾隐窝起始直至盆腔。左结肠旁沟位置较右结肠旁沟表浅，且膈结肠韧带也会阻止液体流向左结肠旁沟。所以液体会首先流向右结肠旁沟。

肝肾隐窝是在腹部右上象限的位于肝被膜和右肾筋膜之间的潜在间隙。脾肾隐窝是在腹部左上象限的位于脾和左肾筋膜之间的潜在间隙。

直肠膀胱隐凹是由直肠和男性膀胱之间的腹膜反射而形成的袋状潜在间隙。道格拉斯隐窝是由直肠和女性子宫后壁之间的腹膜反折而形成的潜在间隙。上述两个隐窝超声均在仰卧位最易观察。

对于仰卧位患者，腹部右上象限的液体首先积聚于肝肾隐窝，溢出的液体将沿右结肠旁沟流进盆腔。腹部左上象限的游离液体首先积聚于脾和左半膈肌之间，因膈结肠韧带阻挡，液体随后会流向脾肾间隙，这时如果为少量慢性出血，液体会通过小网膜孔流入上腹位置更低的肝肾隐窝，若为大量快速出血，液体沿左结肠旁沟进入盆腔。卧位时，盆腔内的游离液体会首先积聚于直肠膀胱陷凹或陷凹再流向结肠旁沟。

（二）检查关键点

（1）腹腔内是否存在游离积液。

（2）心包腔内是否存在积液。

（3）胸腔内是否存在积液［扩展创伤超声重点评估流程（eFAST）］。

（4）是否出现气胸（eFAST）。

（三）仪　器

常用相控阵探头或2.5～5.0MHz的凸阵探头。

（四）扫查方法

1. 心包　FAST剑突切面，探头长轴几乎平行于腹壁。如果患者可以屈膝，某些情况下可以帮助放松腹壁肌肉。通常剑突下至心脏的距离≥6cm，所以深度设置较浅时将看不到心脏。另外，有时充满气体的胃会使声束发生反射，使声束无法到达左胸腔内的心脏。如果上述情况发生，向右滑动探头使声束经过肝左叶为声窗，让心脏更容易显示。

2. 肝肾隐窝　探头首先置于腋前线第7～9肋间隙，再沿上述区域先向头侧移动再向足侧移动，直至图像显示清晰。

3. 脾肾隐窝 由于脾脏比肝体积小，所以左肾较右肾更靠后上方。因此，探查左肾时探头的初始位置应位于腋后线第5~7肋间隙。

4. 双肾下极 对于仰卧位患者，位于右上或左上象限的肾下极是腹膜后最易积液的部位。探查时可将探头向侧后方或沿腋前线向足侧滑动。探查腹右上象限时，观察右肾下极十分重要，因为液体首先流向此处且肝脏体积较大，可以沿长轴覆盖大部分右肾。与之相比，腹左上象限的脾肾交界面较小，且由于脾结肠韧带的阻挡，早期液体不会流向脾肾间隙或只位于脾膈之间，因此观察左肾下极的重要性不及右肾下极大。

5. 盆腔 膀胱充盈时更利于检查。在耻骨联合处横置探头并向足侧倾斜，左右移动探头直至看到膀胱。不能看到膀胱的最常见原因是探头位置过高。要检查膀胱后方、子宫后方及肠间隙的积液。纵切面和横切面对于观察膀胱后液体都很重要，因为纵向或横向的视野对于少量的液体更为敏感。

6. 剑突下 探头长轴几乎平行于腹壁。某些情况下患者屈膝可以帮助放松腹壁肌肉。

（五）超声扫查技巧

1. 有肋骨声影遮挡

（1）倾斜探头使之位于肋间隙。

（2）让患者深呼吸使膈肌下降，使肝肾隐窝低于肋缘。

2. 不能看见膈肌

(1) 尝试将探头在腹壁上位置下移（使探头朝向更后方的冠状切面）。

(2) 如果能看到与膈肌相似的平面则尝试将探头在此冠状面上向头侧或足侧滑动。

3. 脾肾隐窝显示不清　因为脾脏比肝脏小得多，所以有时脾肾隐窝在比较靠前的位置更容易显示，应滑动探头跨过脾脏，探头角度为自前向后，从脾脏指向肾脏。

4. 无法找到膀胱

(1) 最常见的原因是探头角度过于朝向头侧，应将探头置于耻骨联合上方并朝向足侧。

(2) 有时膀胱不位于中线位置，应横置探头（标记朝向患者右侧）并左右滑动。

(3) 在向膀胱注射液体后复查。

5. 无法找到心脏

(1) 最常见的原因是探头倾斜角度过小。

(2) 第二个最常见的原因是深度设定过低。调节到最大深度并寻找心脏，找到心脏后可重新调节减小深度。

(3) 创伤患者胃部常因为吸入过多气体而膨胀。肋间探查心脏时，声束会受胃内气体的阻挡。此时将探头右移，试着利用肝脏作为声窗观察心脏。

(六) 气胸的超声探查

正常的肺部超声图像包括肺滑动征和少量彗星尾征。

肺滑动征是在扫查时可观察到的胸膜脏层与呼吸同步的往复运动。彗星尾征发生于声束在两个非常近的平面间来回反射时发生大量的混响，合并形成彗星尾样图形或线样强回声。发生气胸时，胸膜腔内的空气会阻止超声波传播，也就不会出现彗星尾征并且使肺滑动消失。因此，肺滑动征和彗星尾征消失就意味着可能发生气胸。

气胸时，肺滑动征消失，M 型超声模式下，胸膜线下均质的颗粒状声影被平行的线状回声影代替。在气胸与正常肺组织交界处探查，随呼吸运动，在 M 型超声模式下，吸气时为肺滑动表现，呼气时为气胸表现，此处即为肺点。此征象为气胸的特异性表现，可以诊断气胸。

使用高频线阵探头（5.0～10.0MHz），患者仰卧，纵置探头于前胸壁扫查。将探头置于第 3 或第 4 前肋间隙和腋前线 3 至 5 肋间。吸气肺部膨胀（滑动程度）在腋前线观察更加明显。也可以使用 FAST 检查的低频探头（3.0～5.0MHz）。

首先识别肋骨的声影，这有助于定位肋间平面。接着识别胸膜线，这是一条位于两条肋骨下方，且位于两条肋骨中间的高回声线。正常情况下，通过肺滑动征即可确定胸膜线。肺滑动征和彗星尾征的存在则可排除气胸的发生。

（七）超声图像

（1）正常情况下，肝肾隐窝或脾肾隐窝图像为肝脏或脾脏包膜与肾包膜形成的线样高回声，当上述隐窝出现积液时，原本线样高回声被无回声取代（图 13-1～

图13-4）。

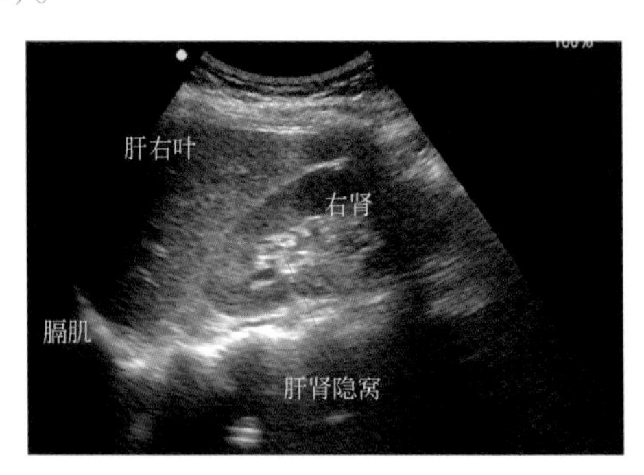

图13-1 正常肝肾隐窝

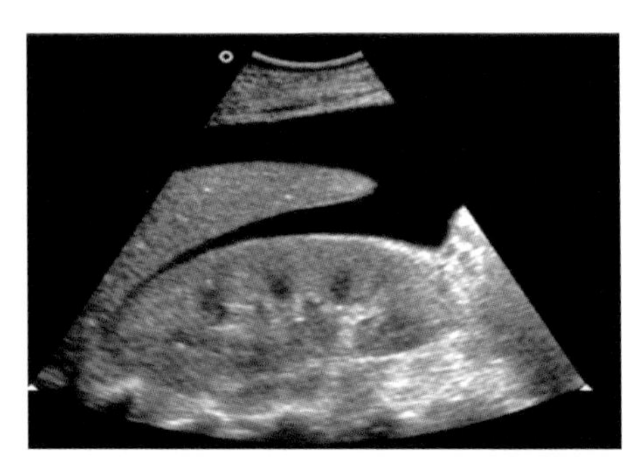

图13-2 肝肾隐窝积液

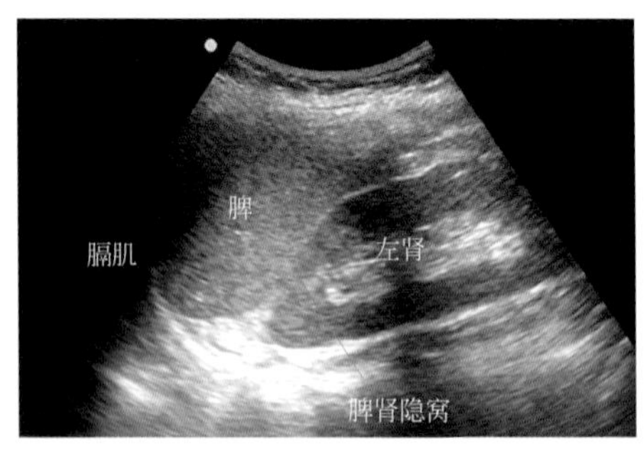

图13-3 正常脾肾隐窝

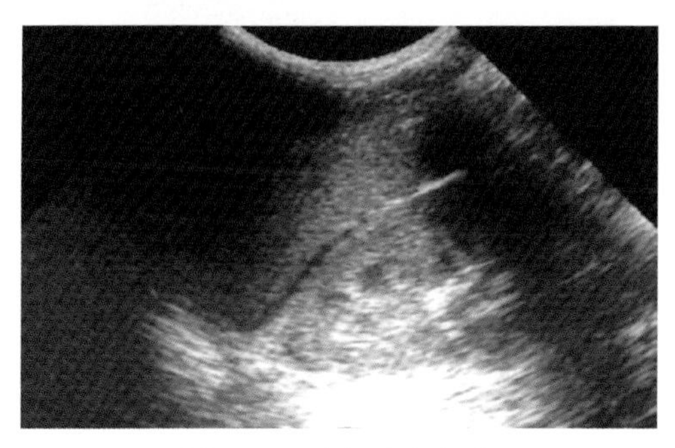

图 13-4　脾肾隐窝积液

（2）正常情况下，心包与心肌之间无明显液体存在，超声表现为围绕心脏四腔的高回声结构。当出现心包积液时，心包与心肌分离，之间无回声。此时，若出现右心室向室间隔方向塌陷，则说明发生了心脏压塞（图 13-5，图 13-6）。

（3）正常情况下，直肠子宫隐窝不存在游离积液，育龄期女性可出现小于 1cm 的积液（图 13-7，图 13-8）。

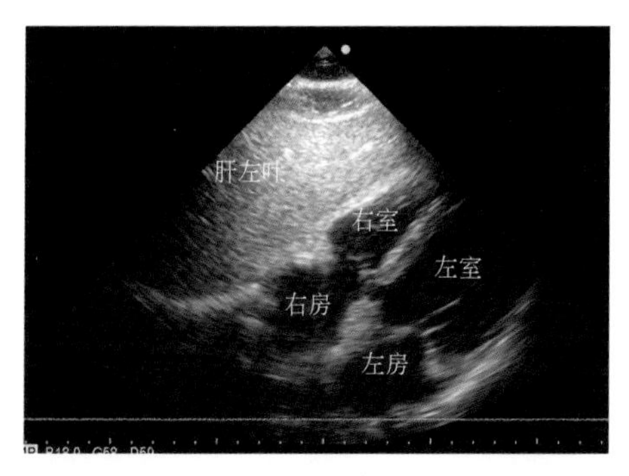

图 13-5　正常心包

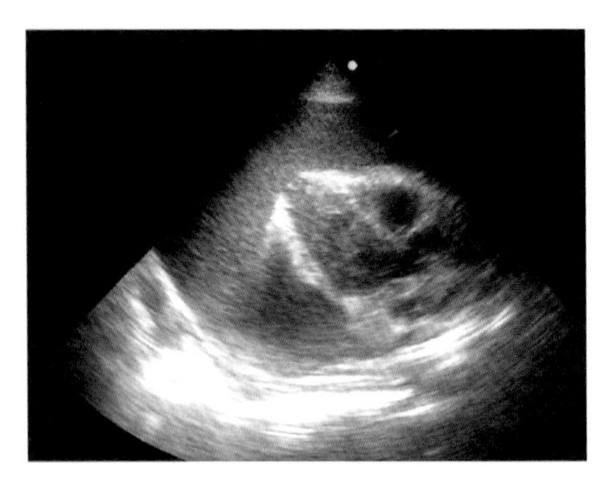

图 13-6　心包积液

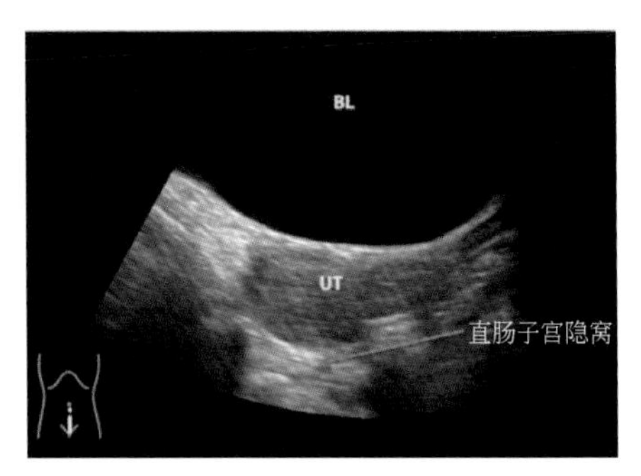

图 13-7　正常直肠子宫隐窝

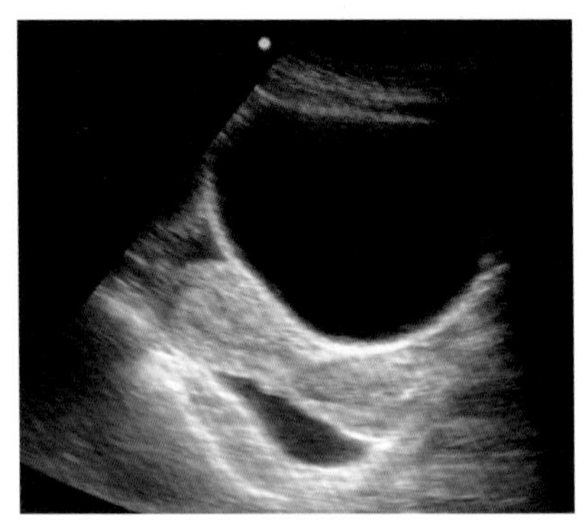

图 13-8　直肠子宫隐窝积液

（4）正常情况下，可见胸膜滑动征，M 型超声表现为“沙滩征”（图 13-9，图 13-10）。

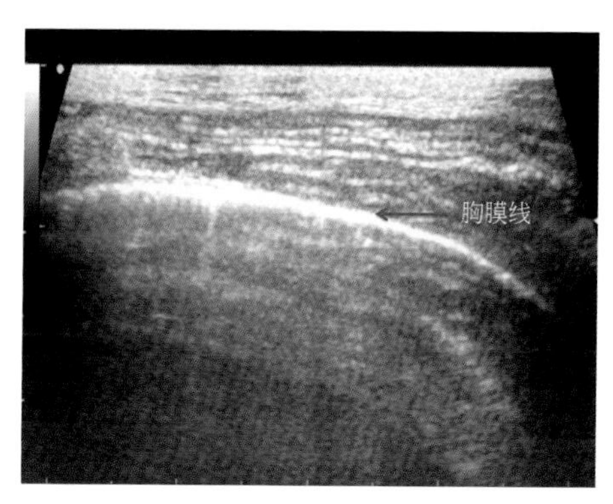

图 13-9　正常胸膜线

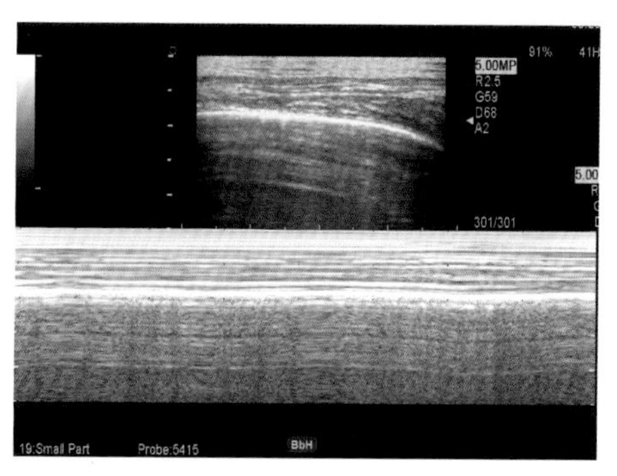

图 13-10　“沙滩征”

图 13-11 和图 13-12 中箭头所示处为“肺点”，此为诊断气胸的特异性征象。

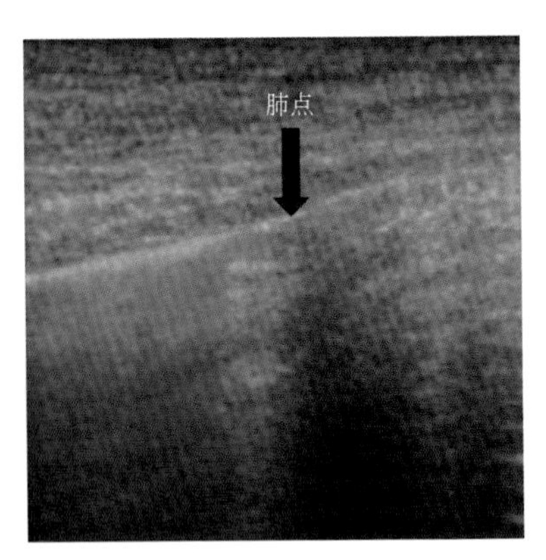

图 13-11　肺点 1

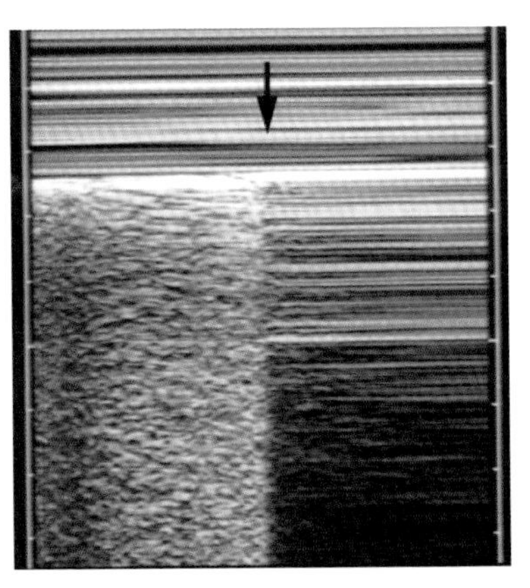

图 13-12　肺点 2

（5）正常情况下，膈肌会反射肝脏或脾脏实质回声至同侧胸腔，所以会在同侧胸腔探及与肝脏或脾脏相对应的镜面图像。当出现胸腔积液时，镜像消失，取而代之的为液性无回声（图 13-13，图 13-14）。

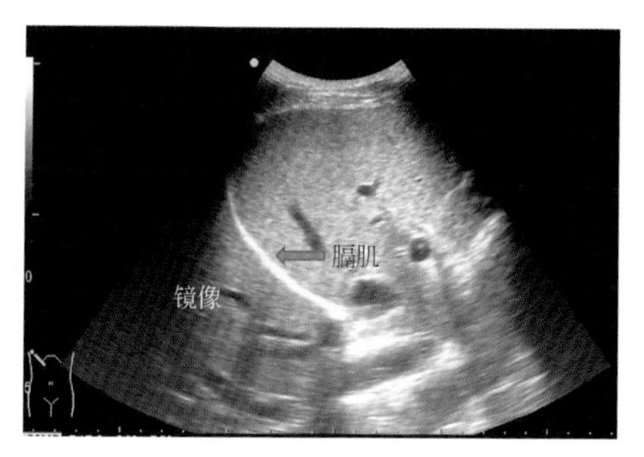

图 13-13　正常膈肌反射产生镜像

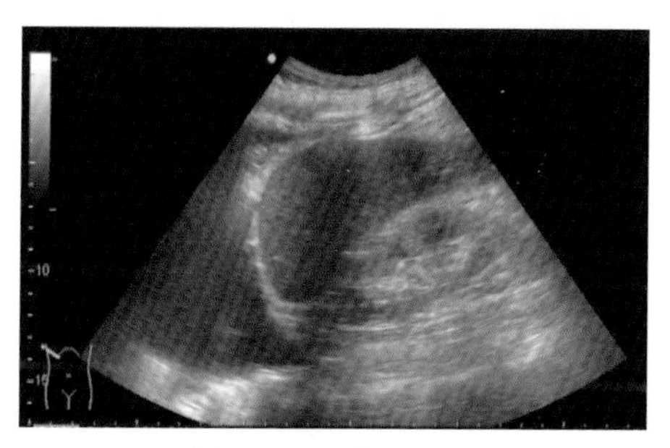

图 13-14　胸腔积液

（6）病例：患者男，45 岁，胸腹部重物砸伤 3 小时。体温 37.2℃，血压 95/70mmHg，呼吸 26 次/分，意识清醒。

1）FAST 检查：右上腹——肝肾隐窝少量积液（图 13-15）。

肝右叶可见边界不清晰的不均匀中强回声区（肝破裂）（图 13-16）。

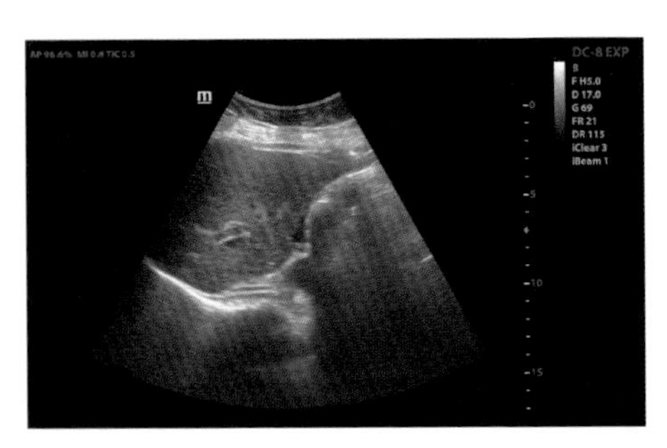

图 13-15 FAST 检查病例超声图像 1

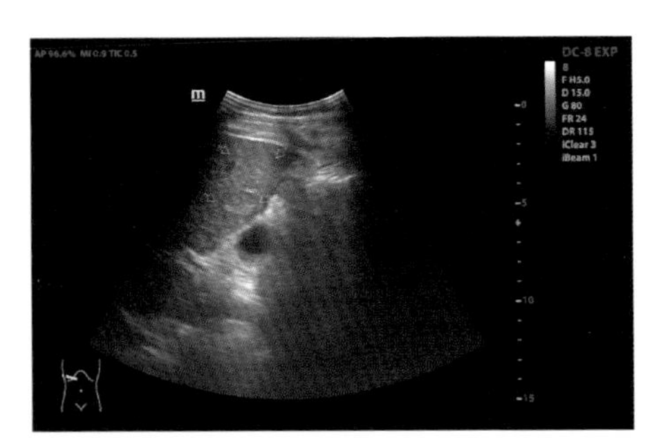

图 13-16 FAST 检查病例超声图像 2

左上腹——脾肾隐窝未见明显积液（图 13-17）。

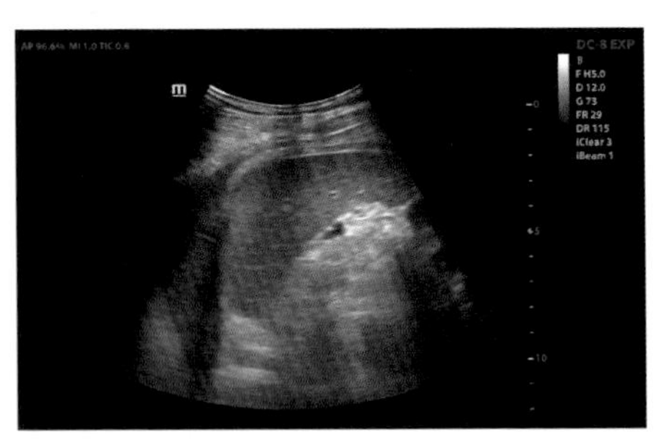

图 13-17 FAST 检查病例超声图像 3

双侧结肠旁沟——均未见明显液性暗区（图13-18）。

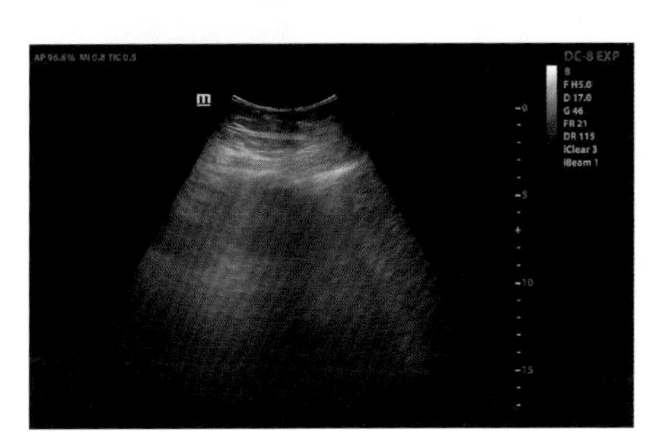

图 13-18　FAST 检查病例超声图像 4

盆腔——膀胱直肠隐窝未见明显液性暗区。

剑突下——心包腔少量积液（无右室塌陷——未见心脏压塞）（图 13-19）。

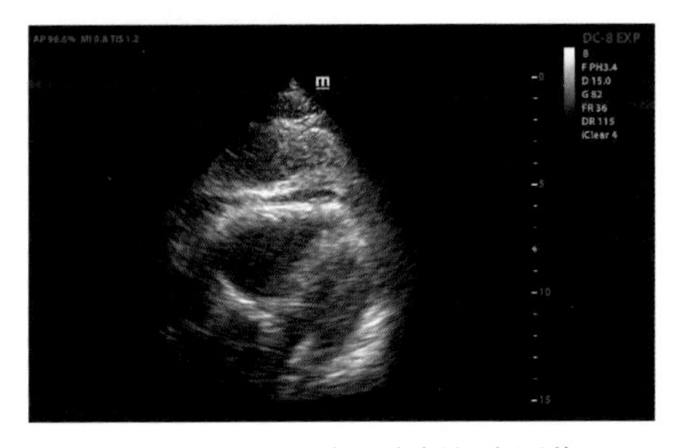

图 13-19　FAST 检查病例超声图像 5

2）eFAST 检查：双侧胸腔——大量积液伴肺不张。

右侧胸腔见图 13-20。

左侧胸腔见图 13-21。

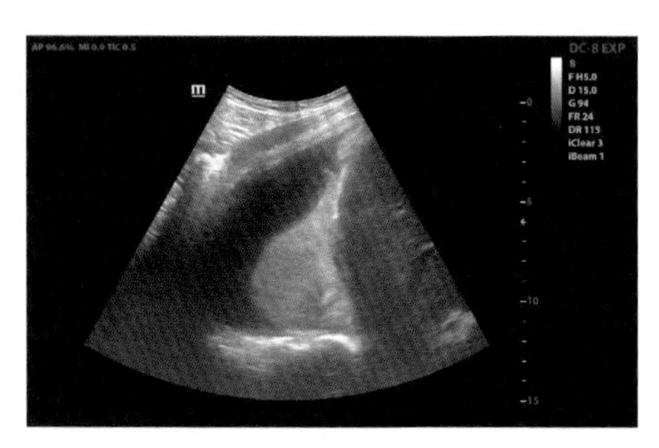

图 13-20　eFAST 检查病例超声图像 1

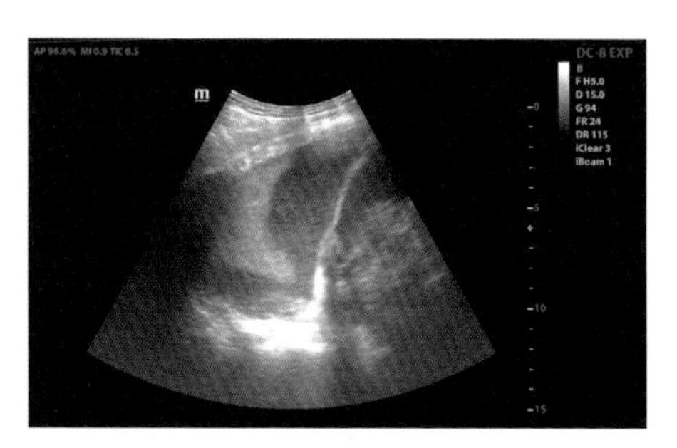

图 13-21　eFAST 检查病例超声图像 2

线阵探头寻找气胸——未发现肺点（图 13-22）。

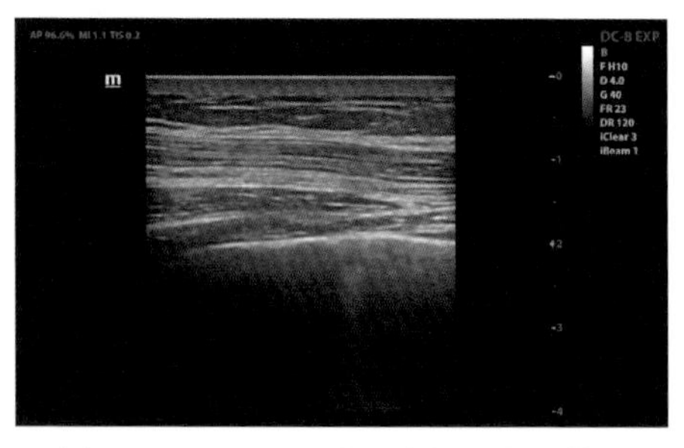

图 13-22　eFAST 检查病例超声图像 3

在寻找气胸的同时发现双肺胸膜线不光滑、薄厚不均，胸膜线下多发碎片征伴大量 B 线，诊断为肺挫伤（图 13-23，图 13-24）。

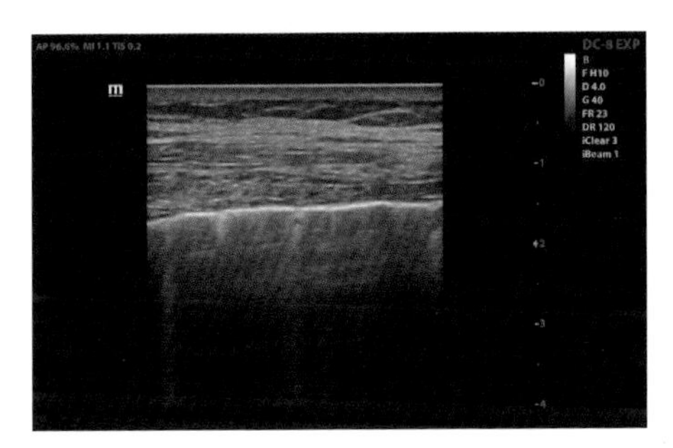

图 13-23　eFAST 检查病例超声图像 4

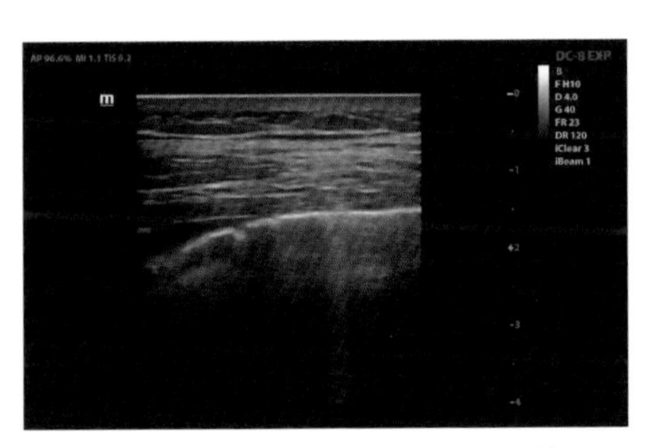

图 13-24　eFAST 检查病例超声图像 5

3）最后超声诊断：①肝肾隐窝积液（少量）；②肝右叶不均匀中强回声区（考虑肝破裂）；③心包积液（少量）；④双侧胸腔积液（中-大量）伴肺不张；⑤双侧肺挫伤。

第十四章 胃肠道动力学

（一）概　　述

胃肠道超声检查可以清晰显示胃肠壁的层次结构，发现胃肠道肿瘤，弥补了胃镜和 X 线检查的不足。自 20 世纪 80 年代以来，超声开始广泛用于评估胃肠动力功能，应用无创、便捷的床旁超声进行胃内容物及胃内容积变化的评估也得到了越来越多的关注。超声具有安全、无创、简单、易于操作等特点，可以同时进行定性及定量测定，评估包括胃排空速率等胃肠动力功能，可以对危重症患者及手术患者误吸的风险进行评估。胃窦因具有部位固定，易于通过解剖标志进行识别等特点而非常适合应用于胃肠道超声检查。在临床工作中，应用床旁超声测量胃窦收缩频次及收缩面积，可以反映胃排空情况，替代传统放射方法进行胃肠动力评估，并且其与目前放射性核素测定胃排空时间的“金标准”具有良好的相关性。

（二）焦点问题

（1）胃窦收缩频数。

（2）胃窦收缩、舒张时的面积。

（三）术语及定义

1. 胃窦收缩频数（antral contraction freguency，ACF）　连续记录胃部充盈后分钟胃窦收缩频率，每 2 分钟胃窦收缩次数记为胃窦收缩频数。

2. 胃窦面积变化（ΔS）　连续测量 3 次胃窦最大舒张（$S_{舒张}$）和收缩（$S_{收缩}$）时面积，$\Delta S = S_{舒张} - S_{收缩}$；$S = \pi AB/4$，$\pi = 3.14$，$A$ 为胃窦长轴，B 为胃窦短轴。

3. 胃窦收缩幅度（antral contraction amplitude，ACA）　胃窦面积变化与胃窦收缩时面积之比（$\Delta S/S_{舒张}$）。

4. 胃窦运动指数（motility index，MI）　胃窦收缩频率与胃窦收缩幅度的乘积（ACF×ACA）。

5. 胃排空时间（gastric emptying time，GET）　胃充盈后至胃内无回声消失时间。

（四）解　　剖

胃窦部位于上腹部，腹部中线稍偏右侧，前方为肝左叶，后方为胰腺体部。可以以腹主动脉和（或）下腔静脉、肠系膜上动脉、脾静脉作为解剖标志（图 14-1，图 14-2）。

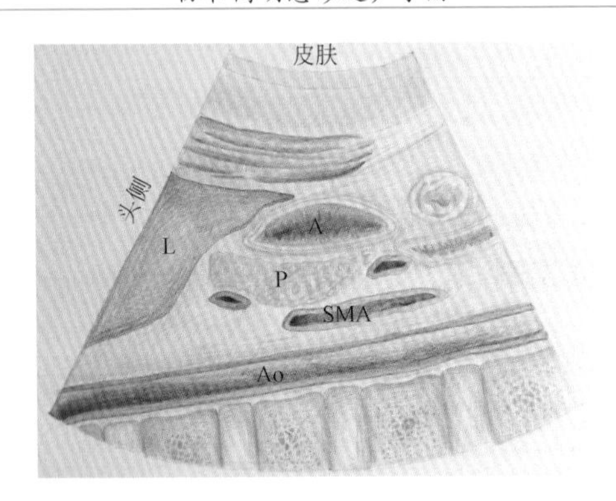

图 14-1 胃窦超声矢状面解剖图

A，胃窦；L，肝脏；P，胰腺；SMA，肠系膜上动脉；Ao，主动脉

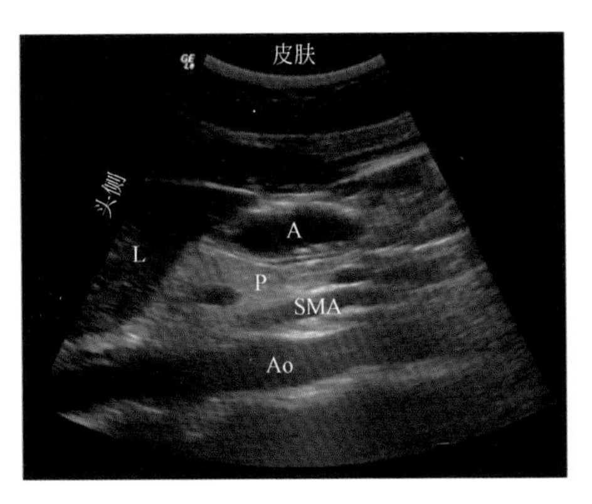

图 14-2 胃窦超声矢状面图

A，胃窦；L，肝脏；P，胰腺；SMA，肠系膜上动脉；Ao，主动脉

（五）测量方法

1. B 超胃窦单切面法

（1）探头频率：3.5 ~10.0MHz，一般以 3.5 ~

5.0MHz 最常用。

（2）探头选择：凸阵型探头。

（3）探查方法：患者取坐（或立）位，探头自左肋弓下沿胃腔从胃体向胃窦滑行探查，了解胃的体表透影（图 14-3）。声像图中，靠腹壁侧胃壁为胃前壁，对侧为胃后壁；胃前后壁间靠近肝脏侧为胃小弯，外下方为胃大弯。将探头纵向斜置于中上腹偏右侧，进行不同倾斜度的侧动扫查，以肠系膜上动脉、腹主动脉及肝左叶作为胃窦切面标志，作胃窦切面，即可获得胃窦图像(图 14-2)。原地将探头旋转 90°，行左右、上下连续扫查(图 14-4)，即可获得胃窦横断面图像（图 14-5，图 14-6)。

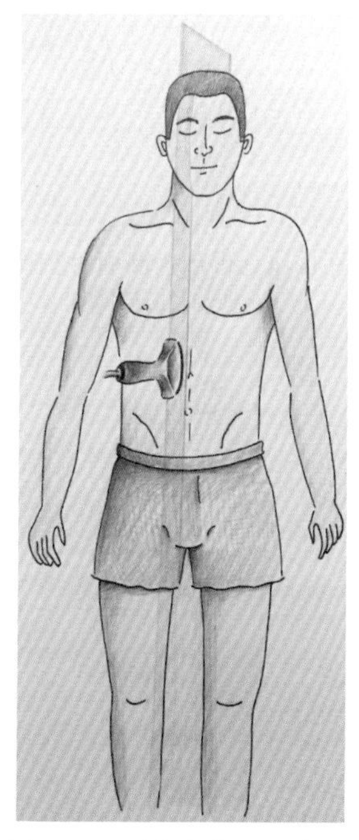

图 14-3　胃部矢状面平扫图

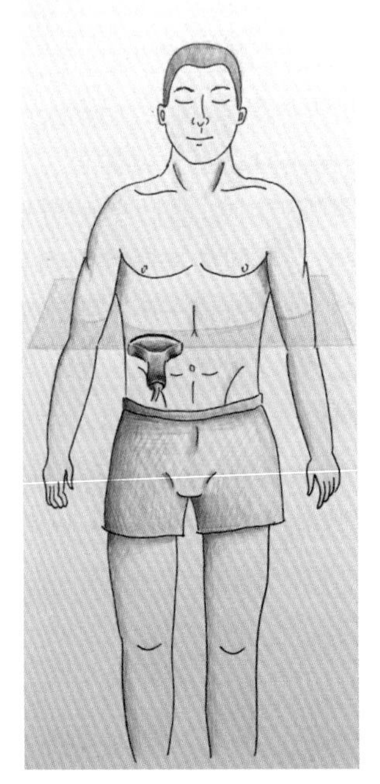

图 14-4　胃部横断面平扫图

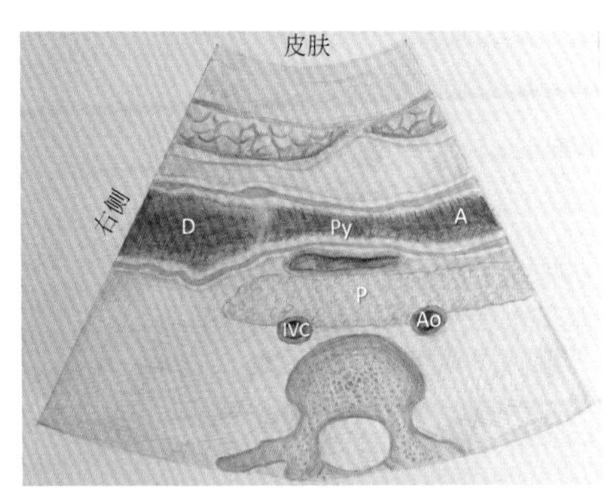

图 14-5　胃窦超声冠状面解剖图

A，胃窦；P，胰腺；D，十二指肠；Py，幽门；IVC，下腔静脉；Ao，主动脉

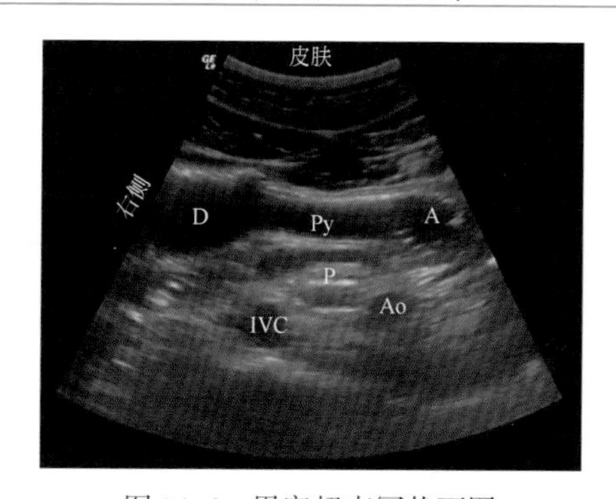

图 14-6 胃窦超声冠状面图

A，胃窦；P，胰腺；D，十二指肠；Py，幽门；IVC，下腔静脉；Ao，主动脉

2. 胃窦图像 空腹胃窦呈扁平状，前后壁非常贴近，或围绕呈卵圆形，类似“靶心目标（“bull's eye” target）”（图 14-7 ~ 图 14-9）。服用温开水后，胃腔充盈，胃窦扩张呈圆形，胃壁变薄，胃窦内呈无回声区（图 14-10，图 14-11）。服用温开水后，多种“气泡”在液体无回声中表现为圈点状高回声，类似“繁星夜”表现（“starry night” appearance）（图 14-10）。

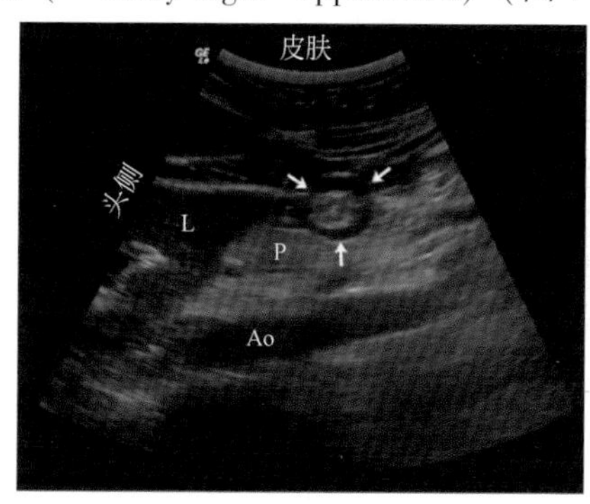

图 14-7 空腹胃窦超声矢状面类似“靶心”（箭头示）

L，肝脏；P，胰腺；Ao，主动脉

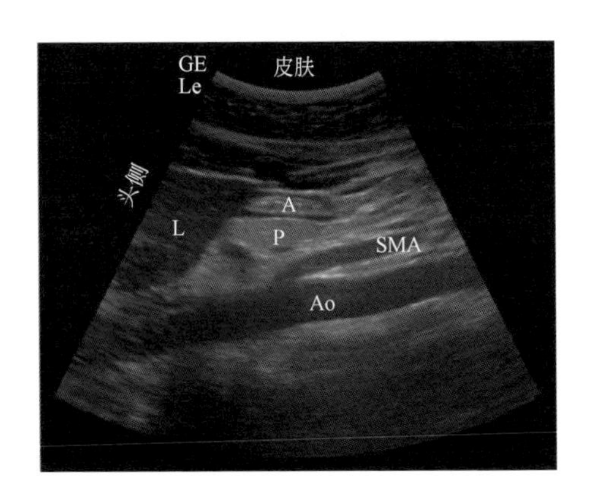

图 14-8　空腹胃窦超声矢状面扁平状图

A，胃窦；L，肝脏；P，胰腺；SMA，肠系膜上动脉；Ao，主动脉

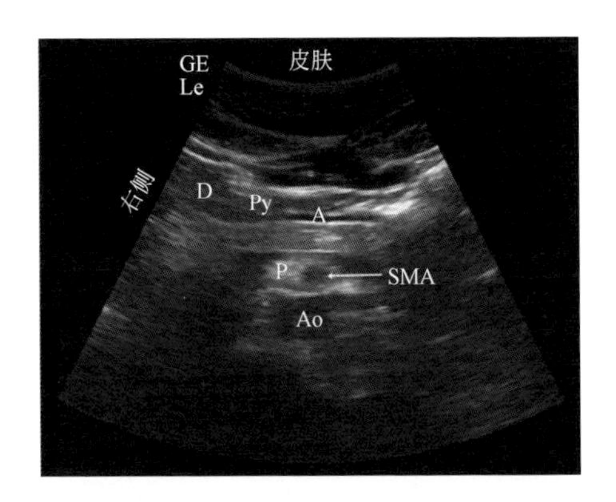

图 14-9　空腹胃窦超声冠状面图

A，胃窦；Py，幽门；D，十二指肠；P，胰腺；SMA，肠系膜上动脉；Ao，主动脉

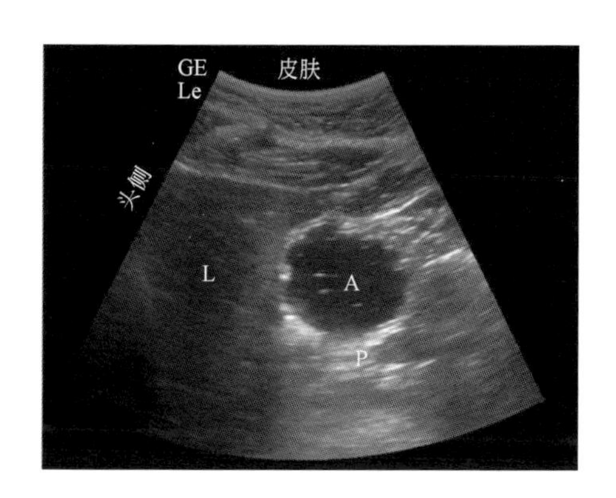

图 14-10　服用 200ml 温开水后充盈状胃窦超声矢状面图（“繁星夜”表现）

A，胃窦；L，肝脏；P，胰腺

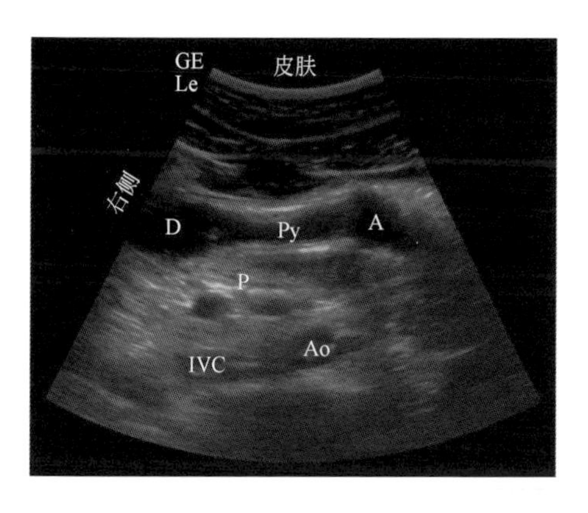

图 14-11　服用 200ml 温开水 5min 后充盈胃窦超声横断面图

A，胃窦；D，十二指肠；Py，幽门；P，胰腺；Ao，主动脉；IVC，下腔静脉

3. 面积计算　计算胃窦椭圆形直径长轴（A）及短轴（B），面积 $=\pi AB/4$，$\pi=3.14$。

4. 计算方法　先测定空腹时胃窦面积大小（$S_{空腹}$），分别于充盈后即刻，以后每隔5min测定胃窦最大舒张面积，连续测量3次胃窦最大舒张（$S_{舒张}$）和收缩（$S_{收缩}$）时面积，计算胃窦面积变化$\Delta S(S_{舒张}-S_{收缩})$，$\Delta S/S_{舒张}$代表胃窦收缩幅度（ACA），测定充盈后6min内胃窦收缩频数，以每2min收缩次数记为胃窦收缩频率（ACF），ACF与ACA乘积即为胃窦运动指数（MI）。

5. 胃功能判断　正常胃的蠕动是自胃底向幽门有节律地波浪状推进，频率一般每分钟3~4次，高于此值为亢进，反之为减弱。饮水后（大约500ml）第一小时排空应大于60%，第二小时应基本排空。

第十五章 肠 道

(一) 解 剖

小肠上起自胃幽门部，终于回盲部，包括十二指肠、空肠、回肠，大部分位于中腹部。大肠包括盲肠、结肠（升结肠、横结肠、降结肠）、乙状结肠、直肠。

(二) 检查关键点

(1) 肠管形态是否正常，管腔是否扩张，扩张肠管远端是否存在压迫或占位。

(2) 肠间隙是否有积液。

(3) 阑尾形态是否正常，管腔是否扩张，肠壁是否水肿，腔内是否有异常回声，阑尾周边是否有无回声区。

(三) 仪 器

成人选用5.0MHz的线阵或凸阵探头。

（四）扫查方法和技巧

进行结肠扫查时，应沿肠管走行方向进行纵切扫查，打出肠管纵轴旋转探头再进行横切扫查。若肠气较多，可缓慢加压以驱赶气体。

进行阑尾扫查时，首先应于右下腹寻找升结肠，后向下移动探头寻找一与结肠相连的较细小的肠管，其下方即为盲肠，继续下移找到盲肠末端，在盲肠末端下方寻找一段与之相连的盲管样结构即为阑尾。

（五）疾病超声表现

1. 肠梗阻

（1）超声表现：梗阻部位以上肠管扩张，肠壁较正常变薄，肠腔内可见内容物移动活跃，甚至出现逆蠕动。肠梗阻肠管扩张时小肠黏膜呈“鱼刺”样改变，而结肠则可以清晰显示结肠袋。扩张的肠袢形态并不随肠蠕动发生变化。腹腔内可见游离积液。一般情况下当小肠直径>3cm或结肠直径>5cm时，结合临床表现即可做出诊断。

（2）病例

1）病史：患者男，52岁。腹胀、疼痛、呕吐，无排气排便3小时。

2）超声描述：右侧腹部肠管明显扩张，呈“鱼刺”样改变，肠蠕动弱，肠内容物可见逆流，肠间隙可见无回声（图15-1）。

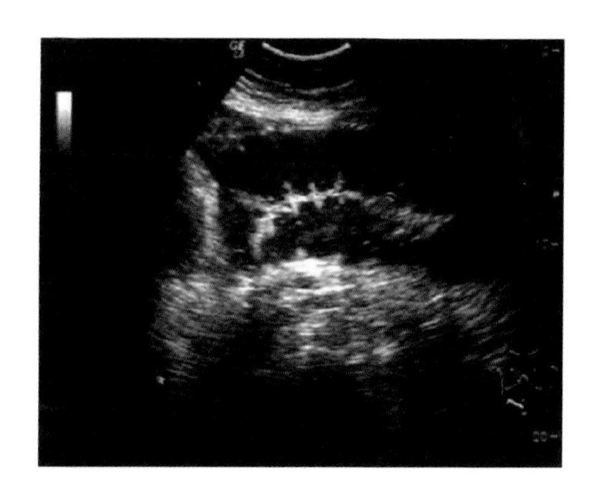

图 15-1 肠梗阻病例超声图像

3）超声诊断：肠梗阻（低位可能）伴肠间积液。

2. 阑尾炎

（1）超声表现

1）单纯性阑尾炎：自右下腹压痛最强区域开始扫查，一般可见轻度扩张的盲管样结构，在横切位呈靶环样结构，直径≥6mm，肠壁增厚≥3mm（后者非必须）。

2）化脓性阑尾炎：阑尾明显增大，张力明显，直径多≥10mm，肠壁明显毛糙增厚，边界不清晰。腔内可见点状中等回声漂浮（积脓）。

3）坏疽性阑尾炎：管腔明显扩张，直径可达2cm。肠壁明显增厚，轮廓不清且不连续。管腔内部回声杂乱，加压后管腔不能被压缩。有时可在管腔内探及强回声伴声影的粪石。发生穿孔时，可在右下腹探及边界不清的不规则低回声包块，内常有点状或线状的气体强回声。

（2）病例

1）病史：患者女，26岁，转移性右下腹痛6小时，白细胞增高。

2）超声描述：右下腹沿回盲部扫查，阑尾区可见一“腊肠”样回声，可探及盲端。直径7.7mm，肠腔内可见点状低回声填充。肠壁水肿增厚，未见明显蠕动（图15-2）。

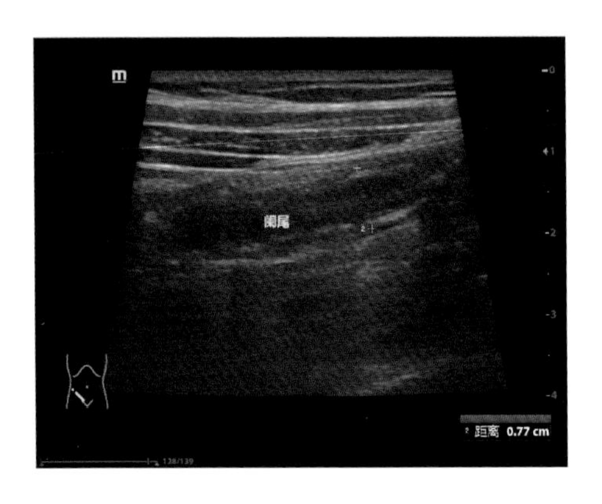

图15-2 阑尾炎病例超声图像

3）超声诊断：急性化脓性阑尾炎可能性大。

3. 消化道穿孔

（1）超声表现：患者取坐位于右肋缘下扫查，可见膈下（或腹膜下）等距离横纹状气体强回声（多重反射伪像），后方脏器因气体遮挡显示不清，气体随体位改变及深呼吸而移动；肝肾隐窝、脾肾隐窝、肠间隙、双侧髂窝可见游离积液，内可见点状强回声漂浮；部分患者腹腔内可见血肿或炎性包裹形成的不规则的混合回声包块。

(2) 病例

1) 病史：患者男，32 岁，突发脐周疼痛 2 小时。查体腹壁紧张，呈“板状腹”，实验室检查提示白细胞增高。

2) 超声描述：腹膜下可见气体形成“多重反射”伪像，并可见其位置随体位变化而改变。肝周可见少量游离液性暗区（图 15-3）。

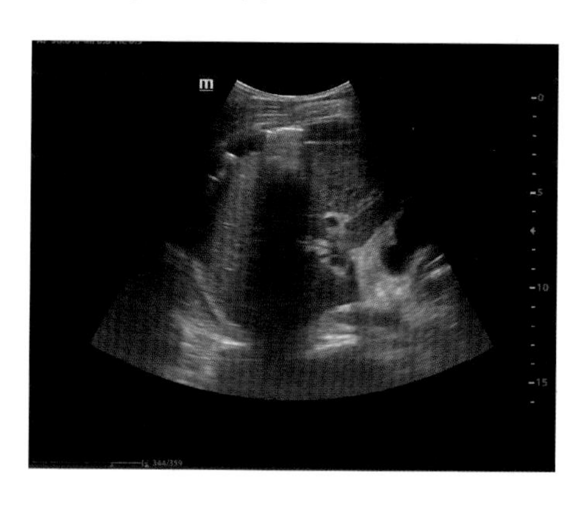

图 15-3 消化道穿孔病例超声图像

3) 超声诊断：腹腔内游离气体、腹腔积液。

4. 肠套叠

(1) 超声表现：可见环壁较厚的环套环征象，套叠处肠管横切呈“同心圆征”，纵切呈“套筒征”。套叠程度越重，肠壁水肿越严重，则“同心圆”外层越厚、回声越低。

(2) 病例

1) 病史：患者女，1 岁。哭闹 3 小时，呕吐。

2) 超声描述：右腹部可见一不均回声包块，横断面呈“同心圆征”，纵切面呈“套筒征”（图 15-4）。

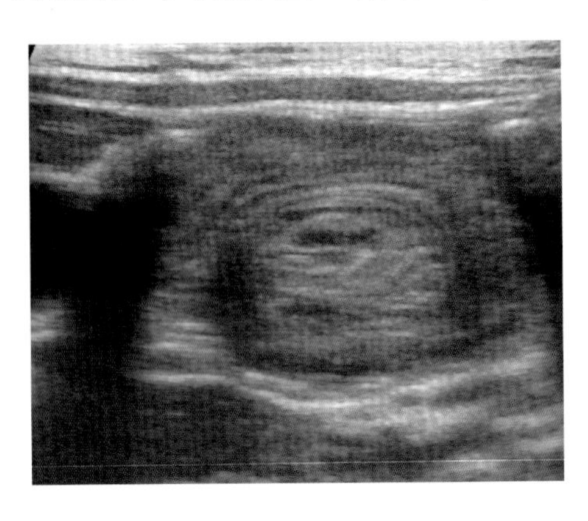

图 15-4 肠套叠病例超声图像

3）超声诊断：肠套叠。

第十六章　腹部大动脉超声

（一）解　　剖

1. 腹主动脉　是自胸主动脉穿过膈肌主动脉裂孔后向下延续至双侧髂总动脉分叉之上的降主动脉的腹部段，自肾动脉起始部逐渐变细。腹主动脉自膈肌主动脉裂孔开始沿脊柱左前方下行，依次分别发出腹腔干、肠系膜上动脉、左肾动脉、右肾动脉、睾丸（卵巢）动脉、肠系膜下动脉、腰动脉等主要分支。至第4腰椎下缘处分为左、右髂总动脉和骶正中动脉三个终支。

2. 腹腔干　又称腹腔动脉，是腹主动脉最靠近膈肌侧的第一个分支，自腹主动脉前壁发出，其三个分支分别为肝总动脉、脾动脉和胃左动脉。

3. 肠系膜上动脉　起自腹主动脉前壁，距腹腔干下方1～2cm，走行于胰腺后下方，在胰腺下缘和十二指肠水平部之间进入小肠系膜根部，发出营养全部小肠、升结肠和横结肠的全部分支。

（二）检查关键点

（1）腹主动脉外形是否正常，管壁是否连续，是否存在局限性扩张，管腔内是否存在撕脱内膜样回声。

(2) 腹主动脉周边是否存在低回声包块或无回声区。

(3) 肠系膜上动脉内壁是否光滑，有无不均匀增厚或斑块回声，是否存在狭窄或闭塞，是否有血流信号充盈，是否出现杂色血流信号。

(三) 仪　器

根据检查部位的深度不同，一般选用频率为2.5~5.0MHz的凸阵探头或相控阵探头。血流-声束夹角应小于60°，取样容积大小为所测动脉管径的1/3~1/2。

(四) 扫查方法

一般采取平卧位，首先横切扫查确定腹主动脉位置，根据血管的解剖位置及毗邻组织声像，确定其大致走行方向后旋转探头90°，纵切腹主动脉，自上而下逐步扫查。

扫查肠系膜上动脉时，也可先于上腹横切扫查，找到腹主动脉横截面后，上下移动探头，确定肠系膜上动脉的起始部，再旋转探头，沿长轴切面观察肠系膜上动脉。

当患者胃肠积气明显时，可用探头在相应检查位置适当加压一段时间，待肠气减少后再进行检查。

（五）测　　量

1. 腹主动脉内径　测量范围为以肾动脉水平为中心点，向上2～3cm，向下<2cm。

2. 腹主动脉收缩期峰值流速　近侧段：70～181cm/s；远侧段：67～149cm/s。

在判断腹主动脉内径是否正常时，不仅要参考正常值，还要看其由上至下的内径是否有规律递减。

（六）超声扫查技巧

1. 腹主动脉无法探及

（1）令患者左侧卧位，利用肝脏作为声窗观察腹主动脉。

（2）若未探及脊柱回声，则意味着可能深度设置过浅。

2. 肠气干扰

（1）间歇性探头适当加压。

（2）当间歇性加压效果不明显时，则需持续性加压，促进肠蠕动，使其离开视野。

（3）若加压后肠气干扰依旧明显，则可令患者左侧卧位，通过改变体位来改变肠管位置，使其移出视野。

（4）适当加压后沿前后或左右方向轻摇探头亦可促进肠气移出视野。

（5）通过观察到的腹主动脉的局部横切面判定腹

主动脉的大体位置。若右侧视野受肠气干扰明显，可将探头移至左侧，再倾斜探头使声束朝向右侧来观察腹主动脉。反之亦然。

（七）疾病超声表现

1. 腹主动脉瘤

（1）超声表现

1）腹主动脉正常形态消失，管腔呈圆柱状、梭形或囊状扩张。管腔内径大小不一，走行迂曲。当腹主动脉某段的一侧管壁受损时，表现为该节段呈局限性囊状扩张。

2）扩张的无回声区前后壁与两端的腹主动脉前后壁相连续，扩张的无回声区与腹主动脉管腔连通。

3）可见腹主动脉瘤与心率同步搏动。

4）腹主动脉瘤并发血栓时，可见血栓呈偏心性或均匀地分布于病变节段的内壁上，呈低或中等回声，内部回声稍不均匀或可见层状结构。若血栓向动脉腔内凸出，可见该处瘤腔较邻近瘤腔狭窄。

5）彩色多普勒：可见收缩期自腹主动脉向瘤腔的高速血流信号。其最主要作用是鉴别有无低回声或无回声附壁血栓，或是否因血栓形成闭塞。

（2）诊断标准

1）腹主动脉局限性扩张，外径>3cm。

2）病变扩张段最大外径为其远心段正常管腔外径的1.5倍。

符合以上其中一条便可诊断。

（3）测量方法

纵切面上，垂直于扩张最严重节段管腔，测量外膜至外膜间的距离。

（4）病例

1）病史：患者男，62岁，突发剧烈腹痛1小时，向背部放射，有高血压病史。

2）超声描述：腹主动脉中段局限性扩张，最大外径5.8cm，并可见附壁血栓形成（图16-1）。

3）超声诊断：腹主动脉瘤伴附壁血栓。

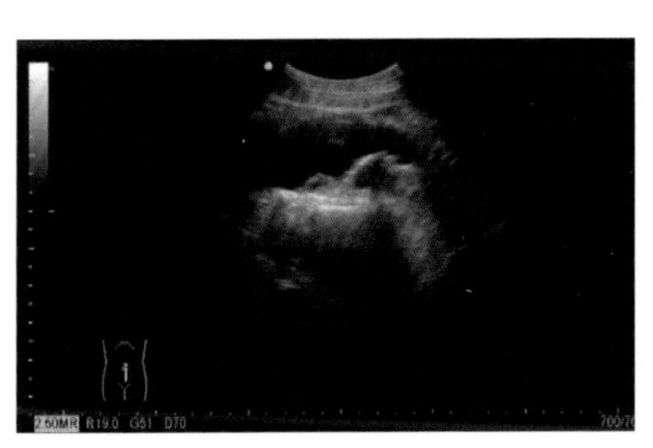

图16-1 腹主动脉瘤病例超声图像

2. 腹主动脉夹层

（1）超声表现

1）受累段动脉内膜脱离，将管腔分隔为真、假两腔。急性期可见剥脱内膜呈线状强回声，一端附着于管壁，另一端在管腔内随心动周期来回摆动（收缩期向假腔摆动、舒张期向真腔摆动）。

2）病变段管腔扩张。

3）彩色多普勒下真腔呈明亮的高速血流信号，假腔呈暗淡的低速血流信号。

（2）病例

1）病史：患者男，56岁，胸腹部撕裂样疼痛1天，高血压5年。

2）超声描述：降主动脉、腹主动脉管腔扩张，内膜与管壁分离，呈线样强回声，将管腔分为真、假腔两部分，可见分离的内膜随心动周期摆动，彩色多普勒显示真腔内可见高速血流信号，假腔内可见低速血流信号（图16-2）。

3）超声诊断：主动脉夹层。

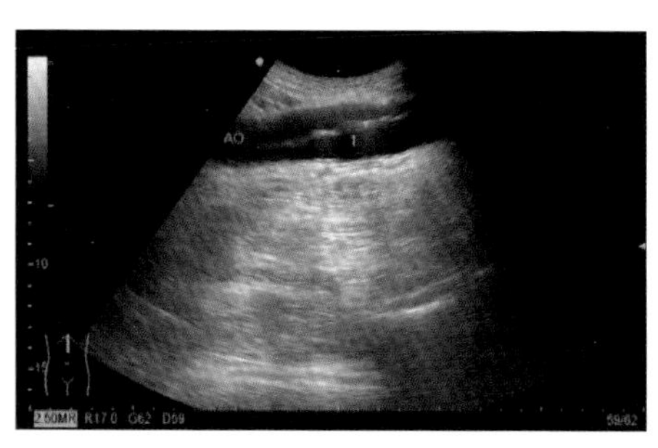

图16-2　腹主动脉夹层病例超声图像

3. 肠系膜上动脉缺血症　超声表现：①肠系膜上动脉栓塞或血栓形成时，可见栓塞段内或血栓形成处低回声、中等回声或内伴强回声斑块的血栓回声图像，彩色多普勒显示栓塞段或血栓形成段及其远端未见明显血流信号。②动脉粥样硬化患者伴发肠系膜上动脉缺血时，二维超声可见肠系膜上动脉内壁不光滑、不规则增厚或可见附壁斑块回声，致使管腔不同程度狭窄或闭塞。彩色多普勒可见狭窄位置血流信号变细、变亮。狭窄段后方血流紊乱，呈“五彩镶嵌”样。

第十七章　下肢深静脉血栓

（一）解　　剖

小腿的胫前静脉、胫后静脉、腓静脉与同名动脉伴行并成对出现。胫后静脉与腓静脉相似，都是两条成对静脉在近心端汇合成一条静脉干后在腘窝汇合成腘静脉。而成对的胫前静脉一般各自汇入腘静脉，也可以汇合成静脉干进入腘静脉。位于腓肠肌内的腓肠肌静脉汇入腘静脉或胫后静脉，位于比目鱼肌内的比目鱼肌静脉汇入胫后静脉或腓静脉，这两条肌间静脉是小腿深静脉血栓最常见的起始部位（图 17-1）。

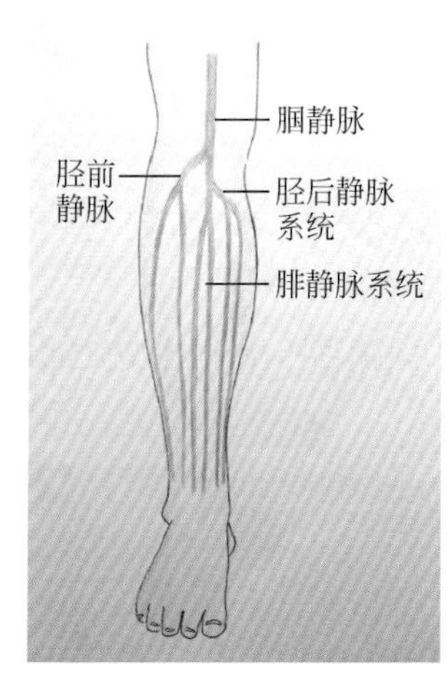

图 17-1　下肢深静脉走行图（1）

腘静脉在收肌管内移行为股浅静脉，然后继续上行在大腿上部与股深静脉汇合成股总静脉。于股总静脉前侧可见大隐静脉近端的汇入点，注意不要与股浅静脉混淆。

股总静脉跨过腹股沟韧带后汇入髂外静脉，在骶髂关节附近与髂内静脉汇合成髂总静脉（图17-2）。

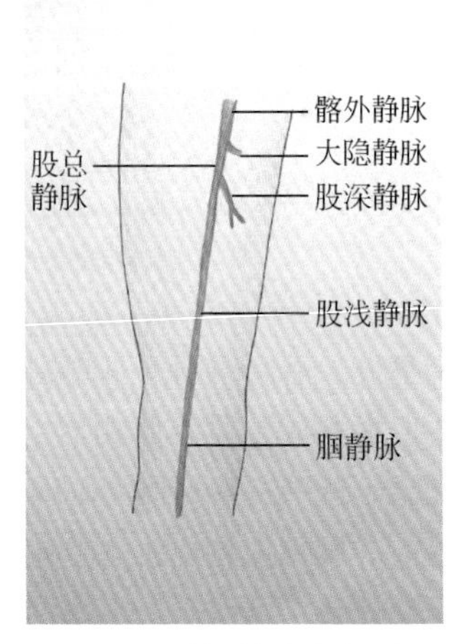

图17-2　下肢深静脉走行图（2）

（二）检查关键点

静脉管腔是否能被完全压瘪。

（三）仪　　器

常规选择5.0～10.0MHz线阵探头；肥胖或者软组织水肿严重患者可使用3.0～5.0MHz凸阵探头。

（四）超声图像与切面

1. 股总静脉切面　股总静脉切面见图 17-3，图 17-4。

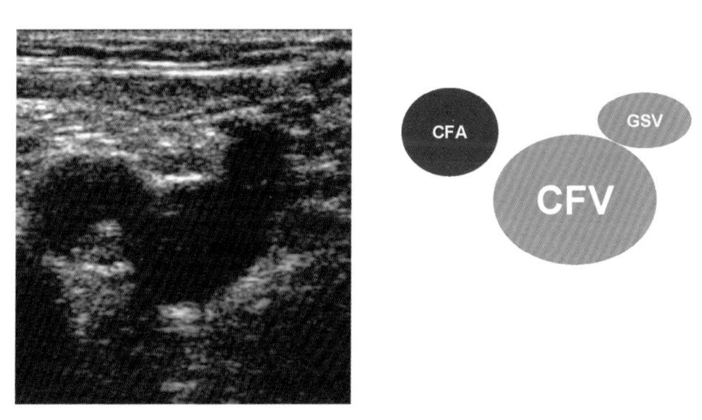

图 17-3　股总静脉切面超声图像

CFA，股总动脉；CFV，股总静脉；GSV，大隐静脉

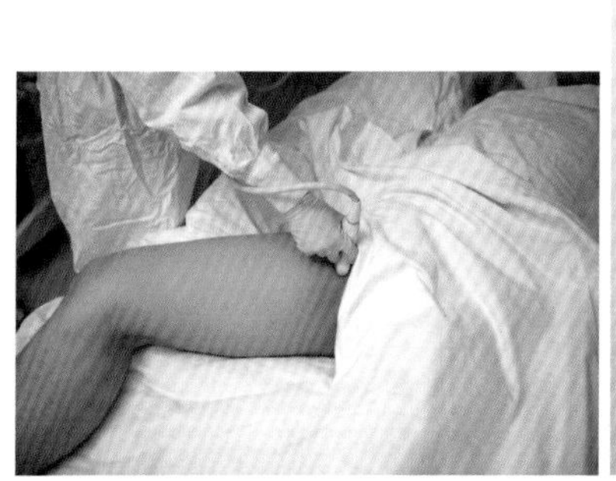

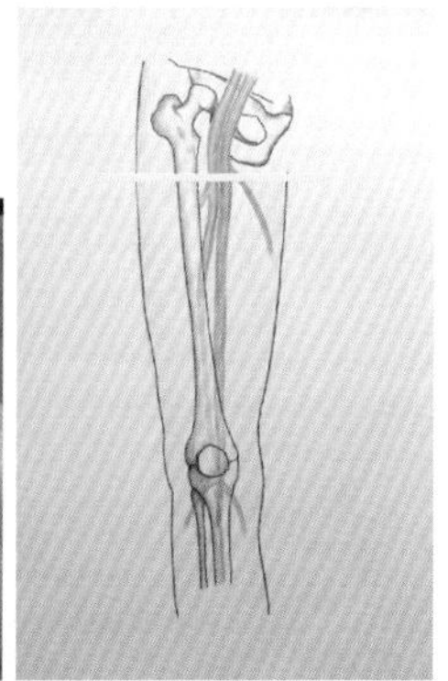

图 17-4　股总静脉超声定位及解剖定位

2. 股浅静脉切面　股浅静脉切面见图 17-5 和图 17-6。

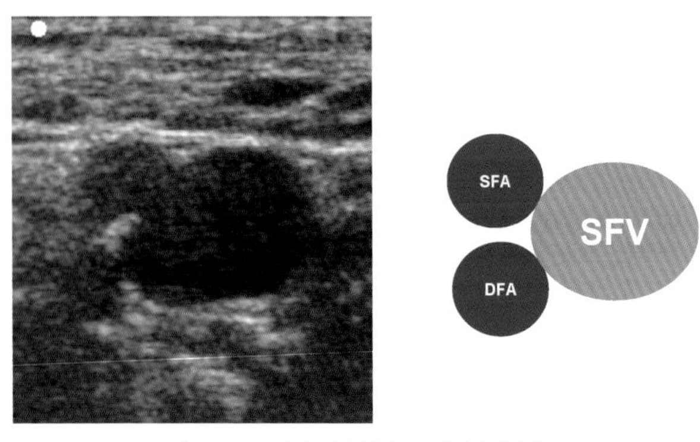

图 17-5　股浅静脉切面超声图像

SFA，股浅动脉；SFV，股浅静脉；DFA，股深动脉

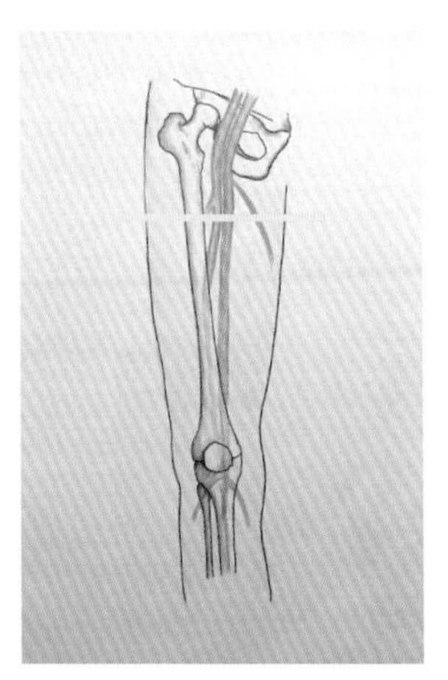

图 17-6　股浅静脉解剖定位

3. 腘静脉切面　腘静脉切面见图 17-7 和图 17-8。

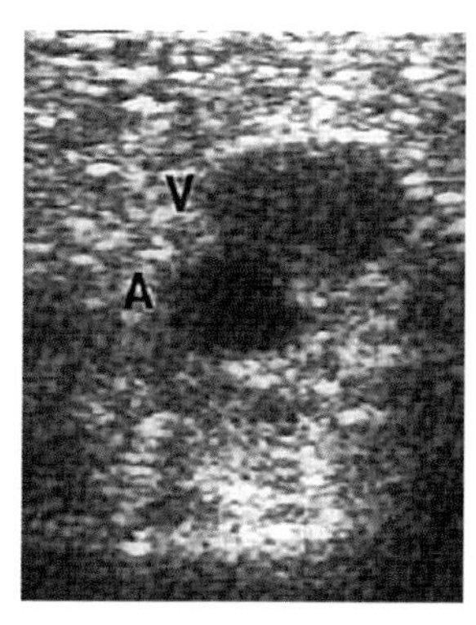

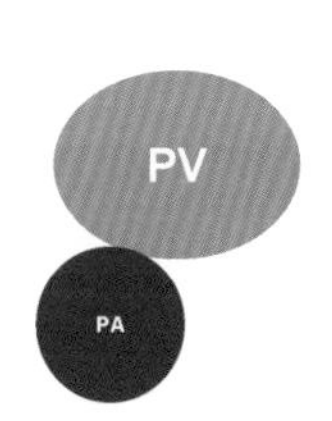

图 17-7　腘静脉切面超声图像

PA，腘动脉；PV，腘静脉

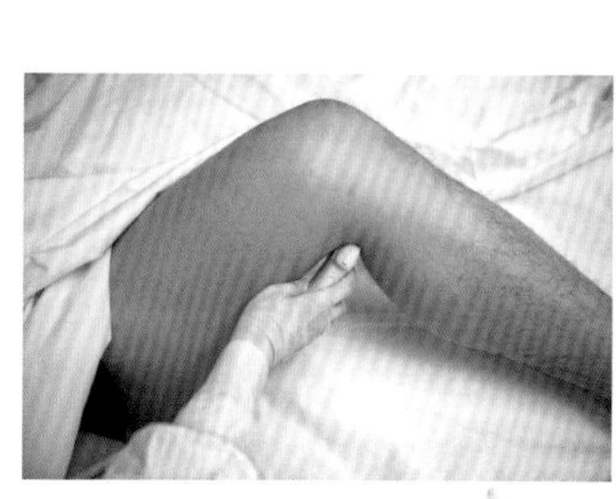

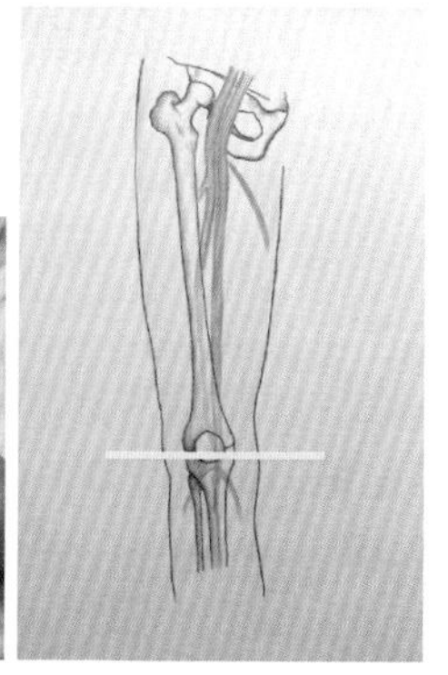

图 17-8　腘静脉超声定位及解剖定位

（五）操作手法

探头标记朝向患者右侧，使用探头对目标静脉短轴在垂直方向上加压。如果可见目标静脉在外力作用下管腔变瘪直至闭合，则可以认为此静脉未发生血栓，管腔通畅。如果目标静脉管腔在外力作用下不能被完全压瘪或变形不大，则考虑目标静脉出现血栓（图 17-9）。

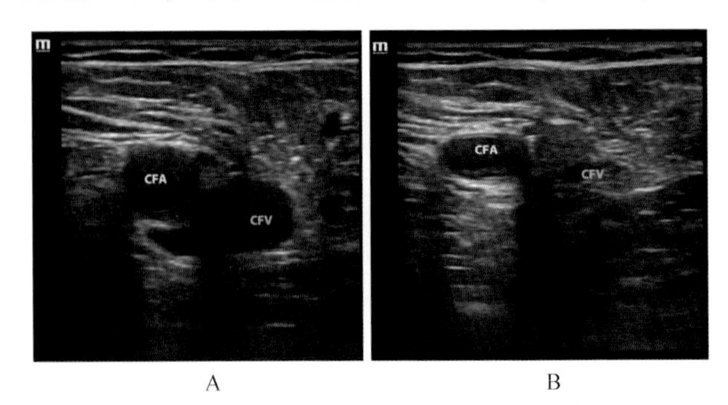

图 17-9 加压前后静脉血管超声图像

A. 加压前图像；B. 加压后图像，可见加压后股总静脉管腔几乎被压瘪；CFA，股总动脉；CFV，股总静脉

（六）注意事项

（1）腹股沟淋巴结在超声上表现为中高回声的门部结构周边包绕着低回声皮质，此时可能被误认为静脉管腔内填充血栓。鉴别方法为旋转探头 90°，打出目标图像长轴，此时淋巴结依然为环形图像，而血管则为管道样图像。

（2）腘窝囊肿特别是存在分隔或透声较差时，可被误认为扩张的静脉或出现血栓的静脉。此时需要寻找囊肿的边界，并结合长短轴切面连续扫查以避免误诊。

（3）血肿或假性动脉瘤也易被误认为静脉血栓。此时可对目标图像行彩色多普勒检查，并结合患者临床情况及病史综合判断。

（七）检查技巧

（1）特殊的体位可提高图像显示效果。

1）检查股总静脉时，可嘱患者外旋大腿以更容易显示目标静脉。

2）检查腘静脉时，可嘱患者移至床边并自然将腿下垂或在头高脚低的体位时探查静脉。

（2）确定静脉管腔可被完全压瘪。正常的静脉可在外力作用下被压瘪直至前后壁贴合，如果前后壁不能够完全贴合则考虑有血栓形成。

（3）应将探头垂直于皮肤表面在短轴方向对静脉均匀加压。如果不能垂直加压，则可能因压力分散而影响静脉闭合效果。

（八）超声检查与*D*-二聚体相结合的简单处理流程

超声检查与*D*-二聚体相结合的简单处理流程见图17-10。

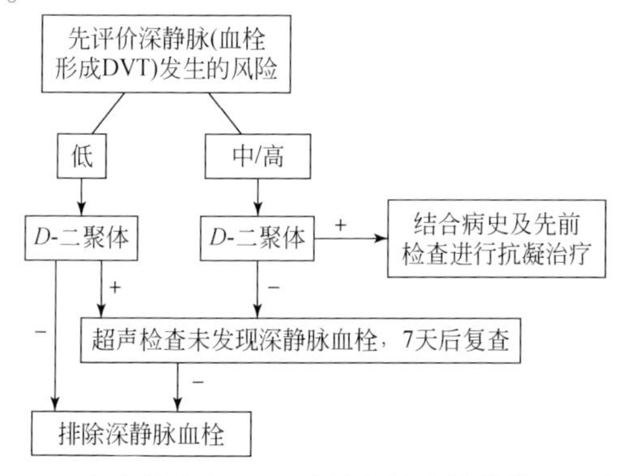

图17-10　超声检查与*D*-二聚体相结合的简单处理流程图

第十八章　超声辅助血管穿刺

建立血管通路是急诊医师的必备技能，但在患者一般状况不佳、血容量不足、休克、有静脉注射毒品史、已置入套管针、皮肤有瘢痕、血管内有血栓形成、先天血管畸形及心脏停搏等特殊情况下，为危重症患者建立血管通路则变得困难。一般而言，一些解剖标志有助于中心静脉的定位，若能结合超声图像，则能更准确地定位动静脉、判断管腔是否通畅，并能够实时观察到针头所处的位置。

传统的血管穿刺法是根据体表解剖标志定位盲穿，但其穿刺质量受操作者经验、患者体位、体型、软组织厚度、动脉搏动强度及有无解剖学变异等多重因素影响。在这些因素影响下可能需要反复穿刺，不仅增加并发症的发生率，而且还会延误进一步治疗。

急诊床旁超声利用实时图像显示可以在患者血流动力学不稳定的情况下帮助急诊医师快速、有效地建立血管通路，大大提高有创操作的精确度和安全性。实际上随着超声技术的普及，越来越多的论著及诊疗规程开始支持在实时显像的超声检查帮助下进行置管操作，并且这一技术并不仅限于急诊，也适用于医院的其他科室。

（一）解　　剖

熟识目标血管常规解剖走行的位置及周围软组织的解剖结构是超声引导下建立血管通路的基础。颈内静脉、股静脉及外周静脉是常用的静脉置管部位。而锁骨下静脉在临床实际操作中也常进行静脉置管，但因有锁骨的影响，该处的静脉超声成像较不清晰，置管技术要求也较高。

（二）动脉与静脉的鉴别

动脉与静脉的鉴别见表18-1。

表18-1　动脉与静脉的鉴别

	动脉	静脉
管腔大小	小	大
管腔形状	圆	椭圆
受压变形	较小	较大甚至可以压瘪
管壁厚度	厚（三层）	薄（单层）
血管搏动性	随心动周期较强	较弱
瓣膜	无	有
多普勒形式	高速、有明显期相性	低速、血流连续、随呼吸变化

（三）颈内静脉及相关解剖结构

图18-1显示的是将超声探头放置在胸锁乳突肌三

角顶端（在喉水平处，胸锁乳突肌胸骨头和锁骨头的交汇点）时的图像。多数患者的颈内静脉会十分明显，用探头压瘪后若可恢复原样，则说明该静脉可以用于静脉置管。

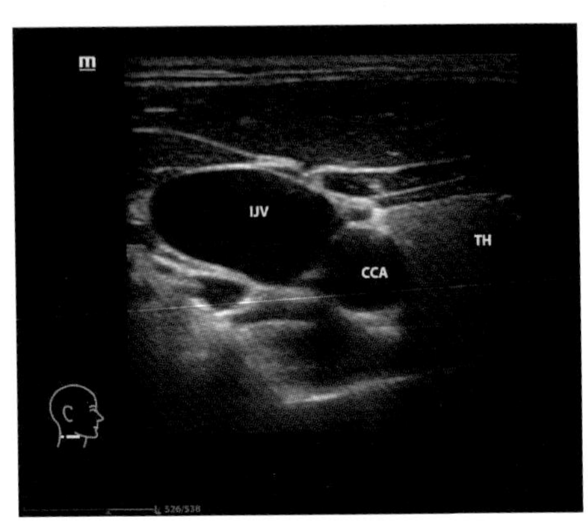

图 18-1 颈内静脉超声图像

IJV，颈内静脉；CCA，颈总动脉；TH，甲状腺

（四）股静脉及相关解剖结构

一般将探头置于股动脉搏动明显处寻找股静脉。图 18-2 所示血管结构从左至右分别是股总动脉、股总静脉及大隐静脉的近心端。

若探头沿着股总静脉继续下行则最右侧管腔最大的即为股浅静脉。在这个层面股总动脉已经分行为浅部的股浅动脉及深部的股深动脉。此层面为股总静脉深浅属支，通常只能看到股浅静脉。

静脉加压后管腔可以完全压瘪，如果不能完全压瘪则提示此静脉内极可能存在血栓，需要换其他静脉行静脉置管术。用彩色多普勒观察血流形式区分动静脉的方法在这里并不一定准确。实际上当静脉没有完全闭塞时仍会有血流通过，而动脉搏动也会影响波谱，这些情况下使用彩色多普勒反而会出现误判。最重要的鉴别点是静脉管壁薄，且探头加压后静脉管腔便可以完全压闭。若静脉管腔不能被完全压闭，提示有血栓。脱水或败血症的患者因血容量不足可能致使静脉管腔塌陷显示不清，这时需观察目标静脉在一个呼吸周期内的管腔变化，如果能观察到静脉管腔随呼吸有明显变化，则需要采取反 Trendelenburg（头高脚低 5°）体位。

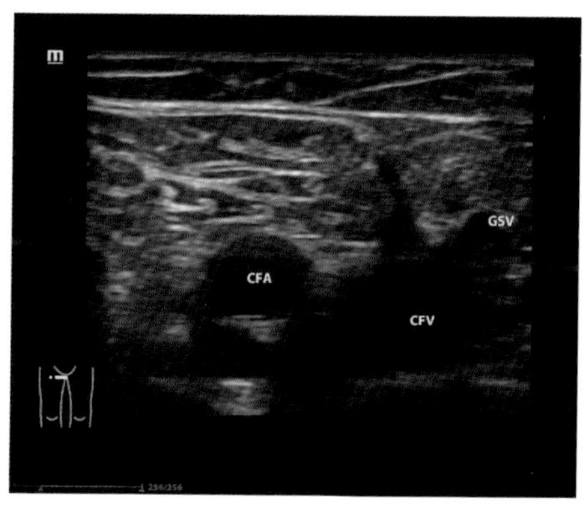

图 18-2 股静脉超声图像

CFA，股总动脉；CFV，股总静脉；GSV，大隐静脉

（五）检查关键点

（1）目标静脉的位置。

（2）是否适合静脉置管。

（六）仪　　器

1. 探头　通常选用高频线阵探头（5.0～10.0MHz）。

2. 无菌设备　行静脉置管时应使用无菌探头薄膜包裹探头，并用无菌耦合剂。如果没有条件，可以用无菌手套代替无菌探头薄膜。

（七）超声引导下建立血管通路定位技巧

可分为静态法和动态法定位。静态法就是传统的根据体表的解剖定位寻找血管位置。动态法则是指在超声图像引导下进行静脉穿刺。动态法分为血管短轴（看到静脉管腔的横截面）和长轴（看纵行的血管和针头）。两种方法都各有利弊，就一般而言，刚开始练习穿刺时还是推荐用动态的短轴方法，用短轴可以直观地看到动静脉的位置关系，从而降低穿刺时不慎将针头从静脉滑至动脉的风险（表18-2）。

表18-2　静态法与动态法的比较

方法	优势	弊端
静态	在无菌操作时不需要探头定位	非即时成像引导穿刺，穿刺风险大
动态-长轴	穿刺时可以看到进针深度及进针轨迹	技术要求较高，不能指导进针方向
动态-短轴	可观察血管周围组织结构并实时调整进针方向	不易观察到针头位置

静脉置管的操作可由一人独立完成也可一人使用探头定位、另一人行穿刺。若是两人合作，则应当由更有超声经验的医生使用探头定位，另一人行穿刺。无论使用何种方法，前期准备及探头的方位都是相同的。

（八）患者体位及机器摆放位置

在常规体位下即可进行。为便于操作者可同时看到超声图像及患者，超声机应放在患者身旁，此时操作者面朝患者和超声机（图 18-3）。

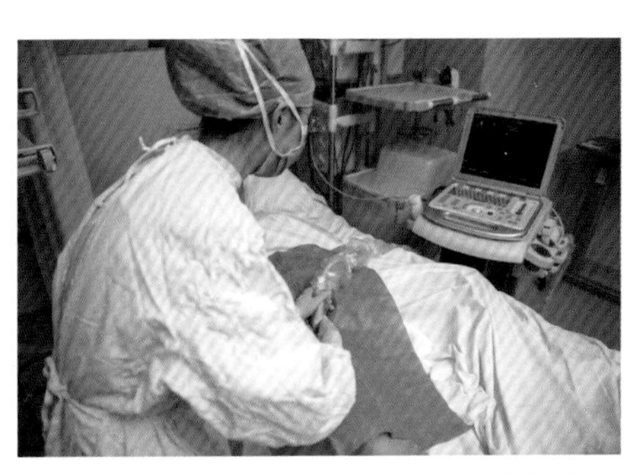

图 18-3　超声下行血管穿刺时患者体位

（九）评价穿刺血管

在采用静态法时，当看到静脉后需要确认静脉是否开放。确认静脉开放后将目标血管调整到屏幕中央，并将探头置于血管中央上方，然后在探头中间点处的皮肤上做标记。若要评价血管走行，则可再次重复该操作，在 2cm 外处再次标记。两点连线能为进针提供更好的指引。

在采用动态法时，则需要用无菌铺巾覆盖患者的操作部位，并按无菌流程进行操作。此外，探头也需要按无菌流程进行操作。

（十）无菌探头的准备

无菌探头薄膜套装（或无菌手套）应置于无菌区域。非无菌助手垂直手持探头并按常规步骤在探头上涂抹耦合剂，然后将探头放入无菌套内并放置在无菌区（图 18-4）。操作者将无菌耦合剂涂抹在探头无菌套一端（图 18-5）。

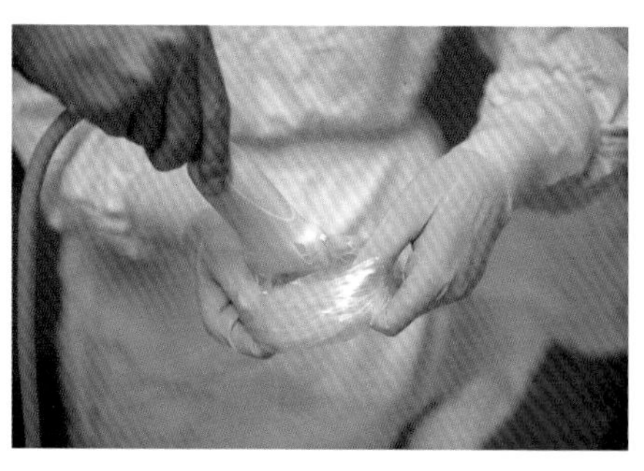

图 18-4　无菌探头的准备

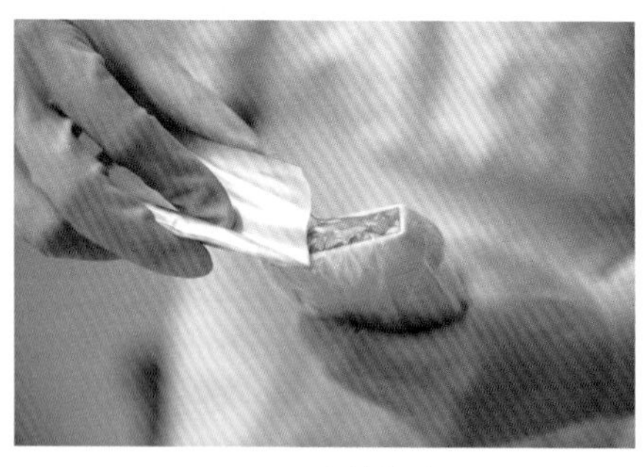

图 18-5　涂抹耦合剂

（十一）探头方位

1. 探头方向 注意观察探头上标记的位置，探头标记和屏幕标记应方向一致，也就是探头标记朝向操作者左侧，对应于超声屏幕上图像的左侧。这样就能保证针头向探头左侧移动时，屏幕上也显示为向左移动。

2. 血管定位 将探头置于预计的穿刺位置，可以利用一些体表标志物寻找靶血管位置（如利用胸锁乳突肌和颈动脉寻找颈内静脉，用股动脉找股静脉）。找到穿刺靶静脉后，检查其是否可被探头完全压瘪，一方面可以借此与邻近的动脉鉴别，另一方面可以检测靶静脉中是否有深静脉血栓，以避免将静脉导管置于血栓处。最后调整探头位置，使血管影像位于屏幕中央，这意味着穿刺的靶血管就在探头中心的正下方。

（十二）动态短轴途径

将靶静脉的横断面图像调整到屏幕中央，可利用几何勾股定理简单算出需要穿刺的长度。如图 18-6 所示，设血管距皮肤的深度 D2，如果穿刺角度为 45°，D2 即等于探头距皮肤穿刺点的距离 D1。如果血管深度不变，穿刺角度缩小，则穿刺点距探头距离 D1 应增加。因此，若静脉位于皮下 1cm，距探头 1cm 处穿刺，则穿刺针需插入 1.4cm 才能刺破靶血管。同理若静脉皮下深度为 2cm，距探头 2cm 处穿刺，则穿刺长度需 2.8cm。穿刺前简单计算一下穿刺长度，可以有效地减少并发症的发生。如果穿刺深度已经达到预计值，而仍未刺破靶血管，提示可能穿刺路径偏移，应在损伤其他深部组织（如颈动脉、股动脉）之前，重新调整针头位置。另外应避免皮肤穿刺点距探头过近，这会使穿刺角度过大，也不易计算穿刺长度。

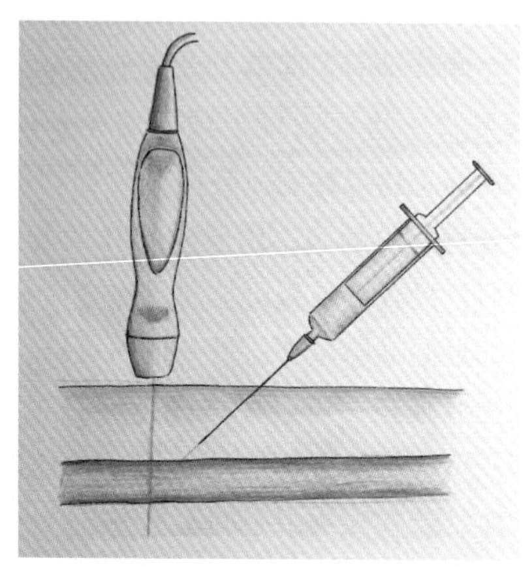

图 18-6 短轴途经下针头、探头、血管相对位置

在短轴途径穿刺时，只有当穿刺针与探头发出的超声声束平面垂直时，才能在超声屏幕上显影。穿刺针呈一小点状，后方有模糊的声影（黑色）或反射造成的伪影（白色）（图 18-7）。因为针头很细，通常不能直接看到穿刺针，刚开始穿刺的时候，针头还无法到达声束平面。这时，可以调整探头角度，使其稍朝向针头方向，来检查穿刺路径是否正确。在超声屏幕上，可以观察到针头穿刺到组织的征象（如肌肉的移位，针头穿刺管壁时血管的受压变形），因此可以通过这些判断针头位置，而不必直接看到针头。

当针头接触到血管时，管壁会受压向下弯，而管壁被刺破后，管壁会反弹恢复到正常位置。图 18-8 可以看到穿刺针的横断面，为一亮点，后方有伪影，穿刺时颈内静脉弯向下方。当成功穿破静脉后，可见注射器内回血，超声引导的任务到此结束，后续进行常规的静脉置管操作。

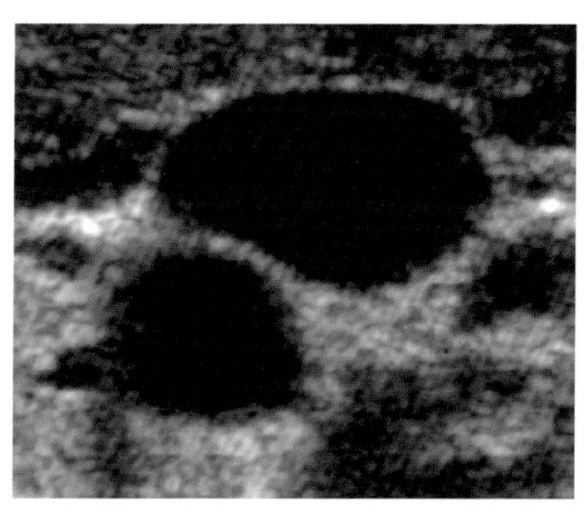

图 18-7　短轴途径下的穿刺针

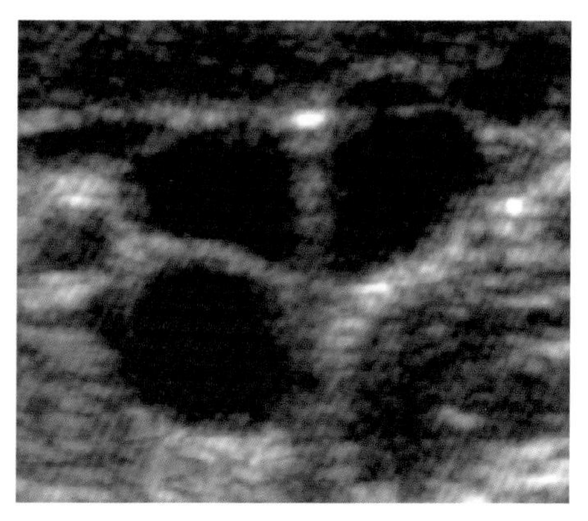

图 18-8　短轴途径下受压下弯的管壁

（十三）动态长轴途径

首先，将靶静脉的纵切面图像调整到屏幕中央，确保图像显示的切面为静脉最宽的平面。而后旋转探头，使静脉长轴中央与超声声束平面一致。

采用长轴途径静脉穿刺的关键是保证探头稳定在血管中央的正上方。如果针头偏移出该平面（即穿刺针从图像上消失），则需要重新调整针头方向或向回退针。不要调整探头方向寻找针头，而应调整针头寻找探头（图 18-9）。

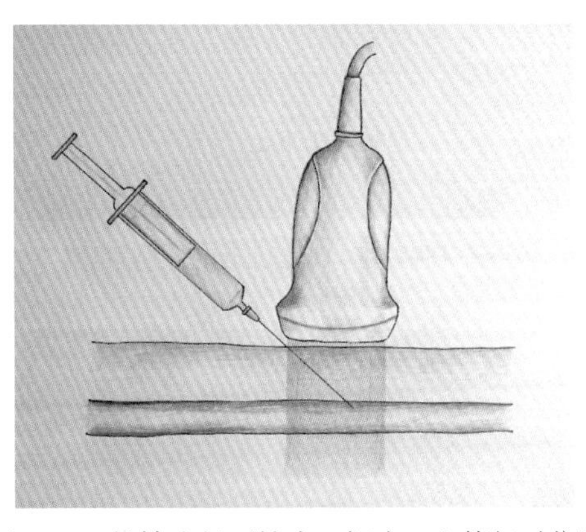

图 18-9　长轴途径下针头、探头、血管相对位置

采用长轴途径时可以看到血管的纵切面，穿刺针的全长包括针尖。图 18-10 中箭头所指为穿刺针，其周围是金属产生的伪影。

对于初学者，通过超声图像调整穿刺操作并不容易。需要强调的是超声的最终目的是血管穿刺，因此在

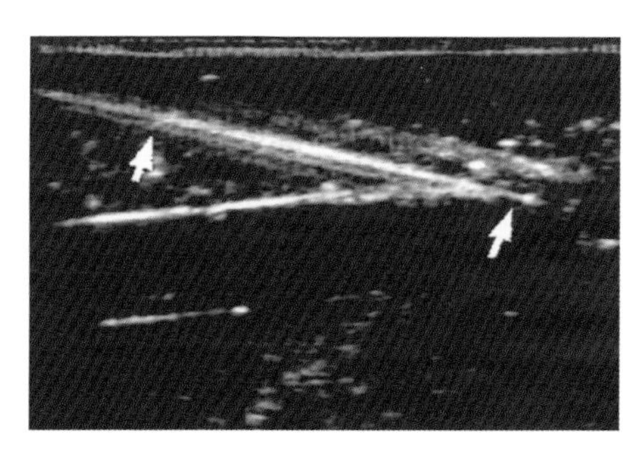

图 18-10　长轴途径下的穿刺针

整个操作过程中，穿刺针不能离开操作者的视线。实际操作中可能更容易将注意力集中在超声屏幕上，而没有及时注意到注射器中的回血，或是太关注穿刺针而没有注意到屏幕上针头已经偏离了方向。不过只要通过不断实践，两者兼顾就会变得很容易。

（十四）操作技巧

（1）采用短轴途径静脉穿刺时，可将探头向针尖侧倾斜。

（2）注意寻找针尖的图像，而不是针身。

（3）注意检查邻近动脉的深度、位置、压缩性及多普勒血流情况。

（4）注意患者体位改变对血管位置和扩张情况的影响。在穿刺操作之前，超声引导下尽最大可能精确血管定位。

（5）当两人同时操作时，由更熟悉超声操作的人掌控探头，另一人穿刺。

（十五）常见错误

（1）在短轴途径的超声图像上，要保证静脉横断面始终位于屏幕中央。穿刺时针头要插到探头的正下方。若探头不在静脉的正上方，穿刺方向便会偏离血管。

（2）一旦注射器中看到回血，超声引导的目的即已达成，放下探头继续穿刺操作。

（3）采用短轴途径静脉穿刺时，需要通过滑动探头或调整探头角度寻找针尖位置。如果是静态探查模式，不能完全根据超声图像判断针刺路径。采用短轴途径时，可通过移动探头寻找针头位置。

（4）采用长轴途径静脉穿刺时，情况恰好相反。要保持探头方向、位置不变（即声束平面固定），如果针头偏离该声束平面，则需重新调整针头方向（而不是调整探头）。即在长轴途径时，通过调整针头方向寻找探头的声束平面。